치매예방 · 인지기능 강화를 위한 뇌 튼튼

실버 인지활동 워크북 중급 01

이송은 · 안미영 · 한지선 · 김숙영 · 홍선하

동화가있는집 연구소 | 실버인지프로그램 개발팀

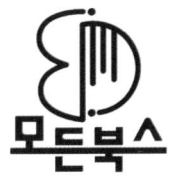

모든북스

치매예방·인지기능 강화를 위한 뇌 튼튼 **실버 인지활동 워크북**

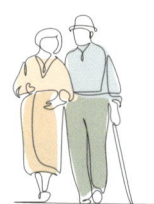

머/리/말

치매예방과 인지기능 강화, 즐겁게 할 수는 없을까?

　동화가있는집 연구소가 십여 년간의 수업기록을 담아 『치매예방과 인지기능 강화를 위한 노인 인지활동책놀이』(2019)를 발간한 이래, 문학을 매개로 한 어르신 통합인지활동의 수요가 꾸준히 증가하고 있다. 다양한 노인수업 현장에서 도란도란 들썩들썩 즐겁게 참여하시는 어르신들을 만나면서 다음과 같은 목표를 세우고 [뇌 튼튼] 워크북 시리즈를 기획하였다.

> '일상 속에서 쉽게 접할 수 있는, 삶이 배어있는 인지활동 워크북'
> '종이와 연필의 한계를 넘어선 유쾌한 놀이 같은 워크북'
> '즐겁게 풀어 보면서 인지기능 강화와 효능감을 느낄 수 있는 워크북'
> '문해를 넘어 어르신과 가족이, 어르신과 담당자가 서로 소통할 수 있는 따뜻한 워크북'

　이 같은 목표를 위해 [뇌 튼튼] 시리즈는 기억력, 주의집중력, 지남력, 언어능력, 사고력, 시공간능력(시지각 및 시공간지각 능력)등 인지영역을 고르게 담고 있다. 아울러 장기기억 회상을 통해 정서적 안정감을 고취하고, 흥미로운 소재와 창의적인 놀이형식의 접근으로 우울감 해소에도 도움이 되도록 구성하였다. 난이도별로 훈련이 가능하도록 〈초급〉은 인지기능 저하 진단을 받으신 분, 〈중급〉은 치매를 예방하고자 하는 분으로 대상을 구분하였다. 각 권은 일상생활과 관련된 절기나 명절이 포함되어 봄•여름(01) 편과 가을•겨울(02) 편으로 나뉘어져 있다.

　이 책에는 저자들이 가정과 주야간보호센터, 요양원, 방문요양, 노인복지관, 경로당, 치매안심센터, 도서관에 이르까지 다양한 현장에서 어르신들과 함께 문제를 풀어보며, 수정을 거듭한 결과들이 담겨 있다. 이 과정에서 바쁜 일정 가운데서도 기꺼이 감수를 맡아주신 이경민 작업치료사님께 감사드린다.

　우리가 다양한 어르신들을 만나면서 깨닫게 된 두 가지는 '치매가 있다고 해서 섣불리 포기해서는 안 된다는 것', '100세 시대에는 노년기에 접어든 삶도 여전히 현재 진행형으로서 학습하는 존재'라는 점이다. [뇌 튼튼] 시리즈가 치매 어르신, 가족, 기관 종사자분들, 치매예방을 위해 준비하는 모든 분들에게 도란도란 즐길 수 있는 이야깃거리가 되고, 행복한 마실 같은 인지활동 워크북이 되길 기대한다.

동화가있는집 실버인지프로그램 개발팀

일/러/두/기

[뇌 튼튼 시리즈의 특징]

◉ 인지능력별 구성
초급 : '인지기능 저하'로 진단받은 치매 어르신이나 최근에 현저하게 인지 기능 감퇴를 겪고 있는 분을 위한 것입니다.
중급 : 치매예방용 프로그램으로서 일반 어르신을 대상으로 합니다.

◉ 계절별 구성
기본적인 인지활동 주제 외에 계절별 자연의 특징이나 명절, 절기를 담고 있어 지남력 향상과 일상생활 수행능력 증진에 도움을 줍니다.
01 : 봄•여름 02 : 가을•겨울

◉ 다양하고 역동적인 놀이 방법 제시
- 정적인 지필형 활동에 국한되지 않고 다양한 놀이 방법을 제안합니다.
  - 빙고, 가위바위보, 메모리 게임, 박수치기, 전통놀이, 그리기, 퍼즐 카드 등
- 기억력 문제의 경우, 본인이 제시한 답 외에 메모📝에 소개된 다양한 방법을 적용해 봄으로써 학습효과를 높일 수 있습니다.

[뇌 튼튼 시리즈 활동지 활용의 실제]

〈중급 01〉

* 준비물: 잘 써지는 연필과 지우개, 색연필(필요시)

- 가능한 한 해답을 보지 않고 풀어봅니다.
- 일정한 양을 꾸준히 풀어보는 것이 중요합니다.
- 보호자나 강사가 함께 진행할 시에는 어르신이 반응할 때까지 기다려드리고 오답인 경우에도 지적하기보다는 추가 힌트를 제시함으로써 효능감을 고취시킵니다.

※ 본 책에 실린 문제들은 『노인인지활동책놀이』(창지사)에 소개된 문학작품 및 활동과 연계하면 더 큰 시너지 효과를 볼 수 있습니다.

목차

꽃 꽃 기억하기 1 …………… 1	웃는 표정 기억하기 1 ……… 29	그림 보고 계산하기 ……… 57
꽃 꽃 기억하기 2 …………… 2	웃는 표정 기억하기 2 ……… 30	무게 계산하기 …………… 58
꽃 꽃 꽃 이름 ……………… 3	깨진 조각 찾기 …………… 31	번호 따라 그리기 ………… 59
조각 퍼즐 맞추기 ………… 4	겹쳐진 사물 찾기 ………… 32	본색 찾기 Ⅱ ……………… 60
분류하고 기억하기 1 ……… 5	크기 따로 순서 따로 ……… 33	분류하고 기억하기 1 ……… 61
분류하고 기억하기 2 ……… 6	동영상 보고 주먹 박수 치기 · 34	분류하고 기억하기 2 ……… 62
규칙 따라 꽃 채우기 ……… 7	빙고 게임 ………………… 35	아이스케~ 키 …………… 63
같은 양산 찾기 …………… 8	자리 찾기 게임 …………… 36	방향 구별하기 …………… 64
꽃 메모리 게임 …………… 9	만난 사람 기억하기 1 …… 37	글자 조합하기 …………… 65
다른 부분 찾기(흥부 놀부) ·· 10	만난 사람 기억하기 2 …… 38	선 따라 그리기 …………… 66
겹쳐진 그림 찾기 ………… 11	거꾸로 글자 찾기 ………… 39	그림자 찾기 ……………… 67
사자성어 완성하기 ………… 12	칠교 구성하기 …………… 40	달력 보기 ………………… 68
가자 가자 감나무 ………… 13	도형 기억하기 1 ………… 41	짝꿍 단어 ………………… 69
이 산 저 산 방방곡곡 …… 14	도형 기억하기 2 ………… 42	가전제품 초성퀴즈 ……… 70
산 넘어 산 ………………… 15	다른 부분 찾기(생선 가게) ·· 43	같은 그림 찾기 …………… 71
십자말 풀이 1 …………… 16	날짜 퀴즈 ………………… 44	포개진 모양 찾기 ………… 72
십자말 풀이 2 …………… 17	나이 추측하기 …………… 45	양말 짝 찾기 ……………… 73
숨은그림찾기 ……………… 18	첫 글자가 같은 단어 쓰기 ·· 46	그림 반쪽 완성하기 ……… 74
시각 판단하기 …………… 19	속담 연상 퀴즈 …………… 47	색깔로 계산하기 ………… 75
십자말 채우기 …………… 20	다리 퀴즈 ………………… 48	속담 완성하기 …………… 76
돌 돌 돌 ………………… 21	뒤죽박죽 속담 고치기 …… 49	물건 세는 단위 …………… 77
사랑의 사다리 타기 ……… 22	두부 수 세기 ……………… 50	부분과 전체 ……………… 78
성냥개비 요래조래 ………… 23	음식값 계산하기 ………… 51	정답 ……………………… 79
성냥개비 청백전 ………… 24	김 여사를 찾아라! ………… 52	
통화 내용 기억하기 1 …… 25	할인가 계산하기 ………… 53	
통화 내용 기억하기 2 …… 26	구매 품목 기억하기 ……… 54	
굽이굽이 미로 찾기 ……… 27	본색 찾기 Ⅰ ……………… 55	
다른 부분 찾기(풍경) …… 28	반대말 …………………… 56	

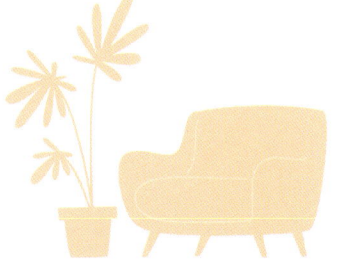

지금부터 뇌 튼튼!
인지활동 워크북을 시작해 볼까요?

이 책은 _____ 님의

뇌 튼튼! 활동북입니다.

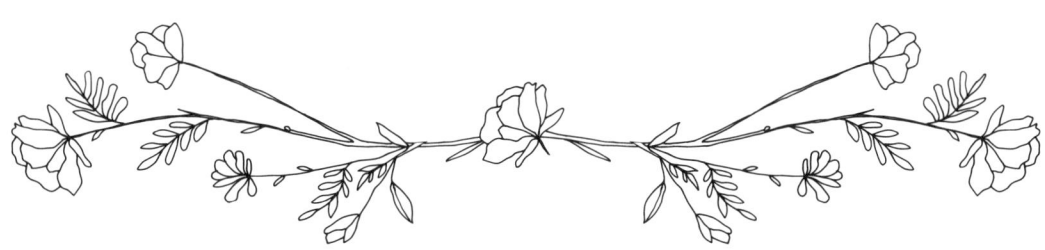

꽃 꽃 기억하기 ①

기억력

1. 다음 꽃들의 이름을 말해 보고 빈칸에 적어 보세요.

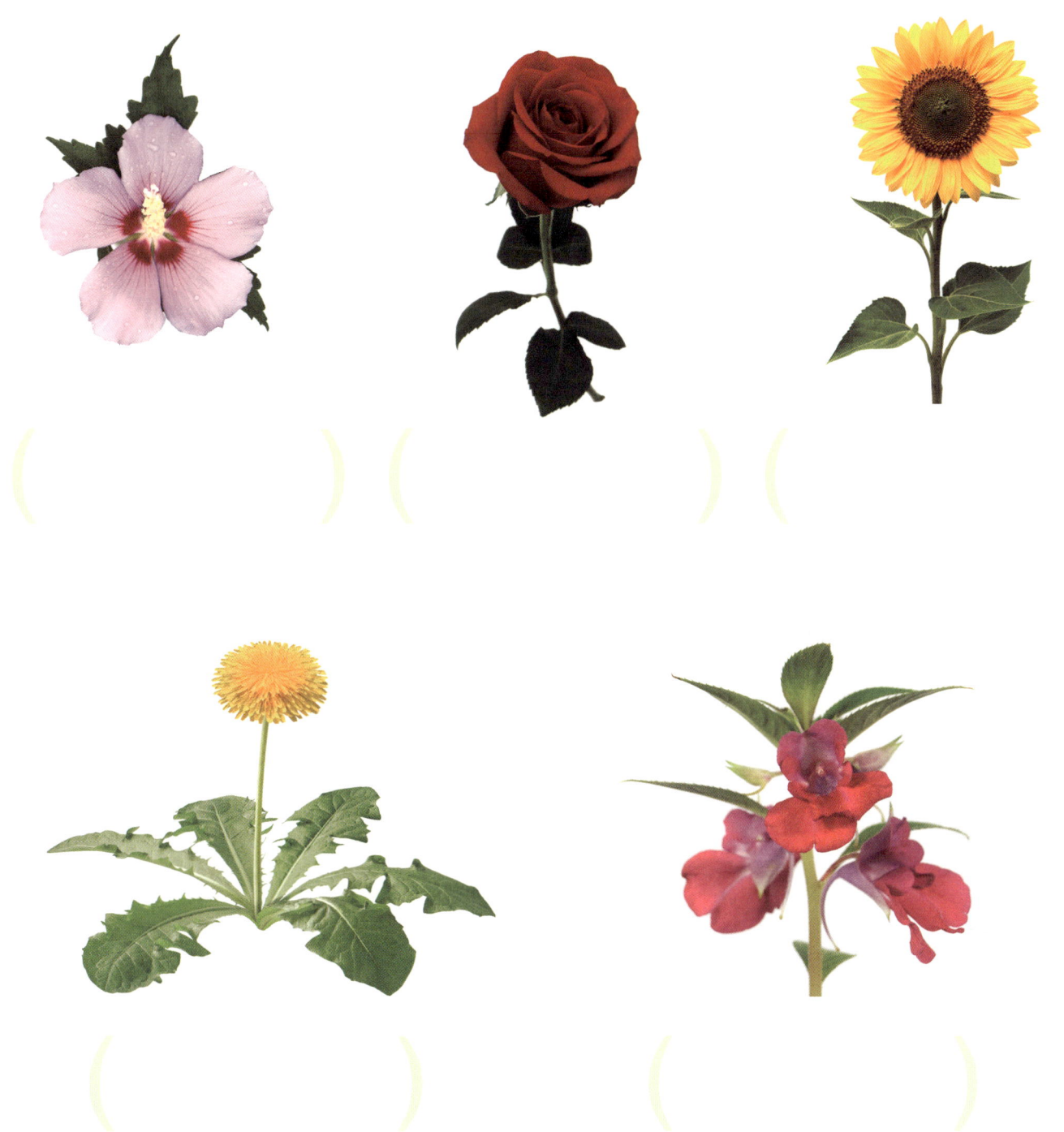

( )　( )　( )

( )　( )

💡 위의 5개 꽃들을 다시 한번 보고 순서대로 기억해 주세요.
　 (다음 장으로 넘겨 주세요.)

꽃 꽃 기억하기 ②

기억력

2. 앞장에는 없었는데 새로 추가된 꽃을 찾아 ○해 보세요.
   (※앞장을 보지 않고 답해 보세요.)

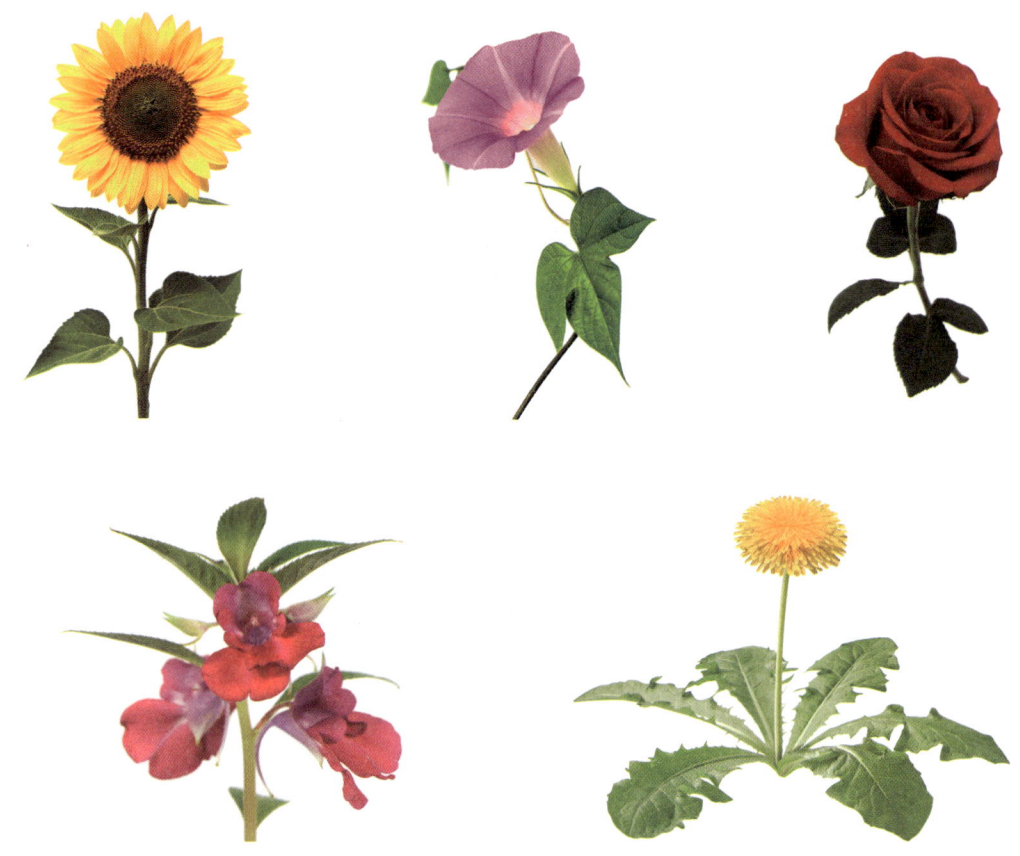

3. 앞장에는 있었는데 사라진 꽃은 무엇인가요?

4. 앞장의 꽃들을 순서대로 적어 보세요.

5. 앞장의 꽃들을 기억할 때 어떤 방법을 사용하셨나요?

- 꽃 이름의 첫 글자를 외우거나 이야기를 만들어 기억한다.
- 눈에 보이는 모습(꽃 모양, 색깔 등)으로 기억한다.

꽃 꽃 꽃 이름

언어능력

다음 그림의 이름을 말해 보고, 이름 뒤에 '꽃' 글자를 붙일 수 있는 것을 찾아 보기와 같이 ○해 보세요. (보기 외 4개)

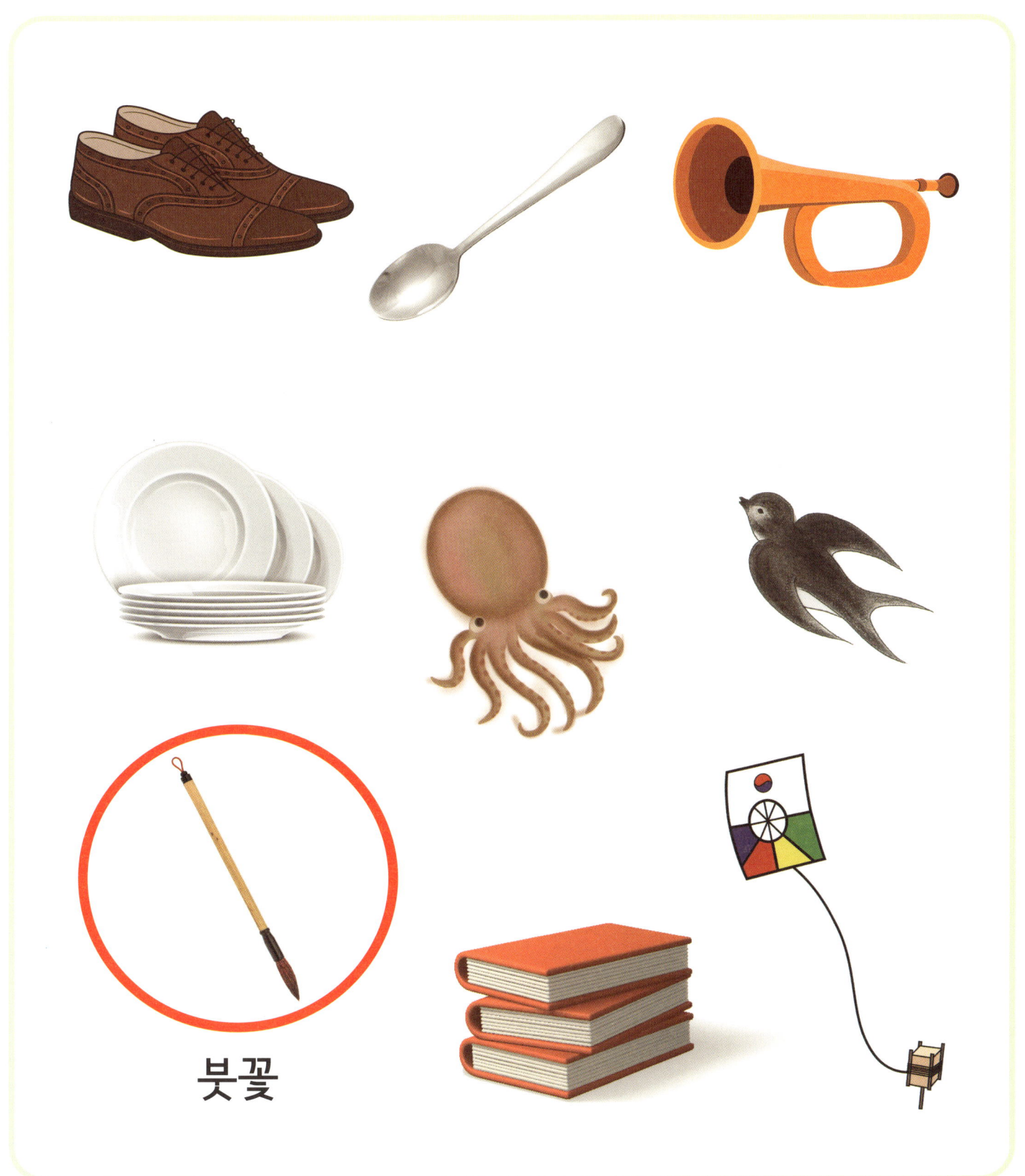

붓꽃

조각 퍼즐 맞추기

시공간지각능력

알록달록 조각보를 완성하려고 합니다. 부록에서 보기 의 조각들을 떼어 남은 빈칸을 채워 보세요.

보기

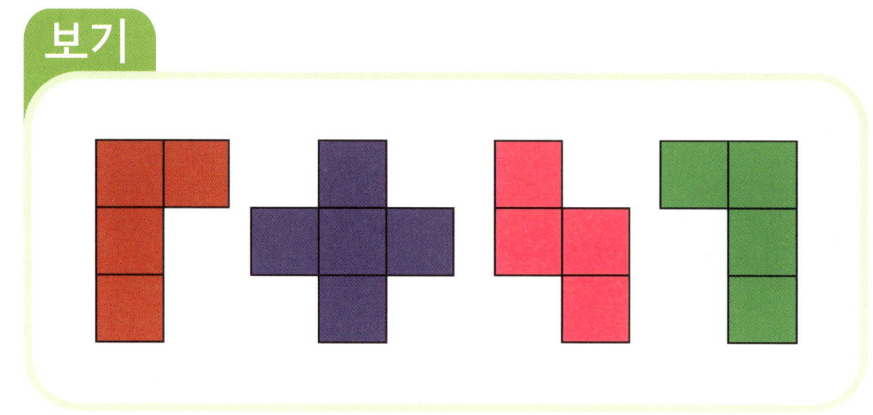

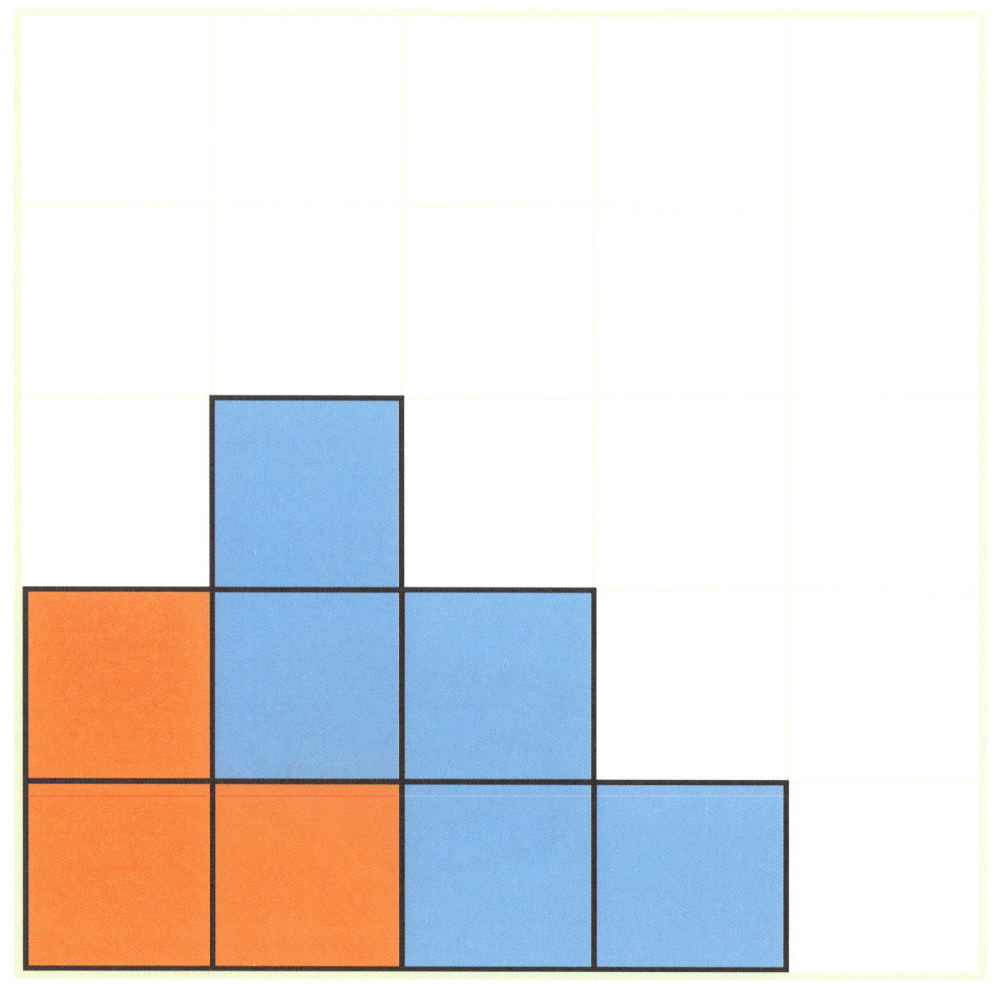

분류하고 기억하기 ①

기억력

1. 다음 사진 속 물건들의 이름을 말해 보세요.

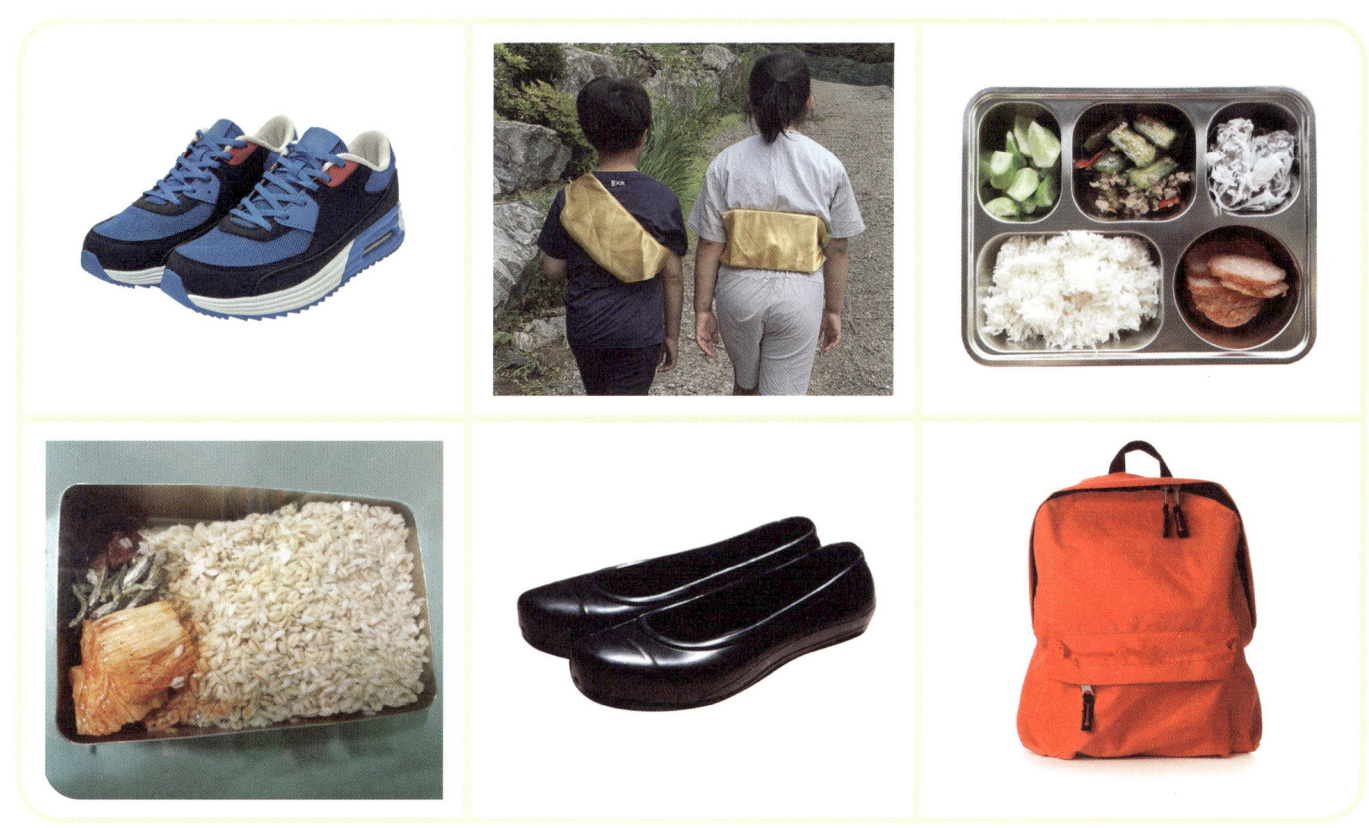

2. 사진 속 물건들의 공통점을 찾아 2종류로 나누고, 왜 그렇게 나누었는지 말해 보세요.(적어 보세요.)

범주(묶음) 1	범주(묶음) 2

이유 :

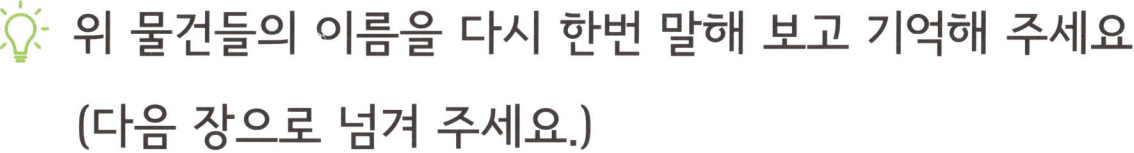 위 물건들의 이름을 다시 한번 말해 보고 기억해 주세요.

　　(다음 장으로 넘겨 주세요.)

분류하고 기억하기 ②

기억력

3. 앞장의 물건 6개를 기억해 보고, 앞에서 나눈 대로 아래 칸에 적어 보세요.

범주(묶음) 1	범주(묶음) 2

4. 위에서 사용한 방법 외에 앞장의 물건들을 또 어떻게 나눌 수 있을지 말해 보세요.

- 비슷한 특징을 가진 것끼리 묶어서 기억하기(옛날 물건 VS 현대 물건)
- 특성에 해당하는 것과 해당하지 않는 것
  (음식과 관련 있는 것 VS 음식과 관련 없는 것)

규칙 따라 꽃 채우기

사고력

아래 그림에 꽃들이 순서대로 나옵니다. 꽃들을 보면서 어떤 순서로 나오는지 생각해 보고, 빈칸에 알맞은 꽃의 번호를 써 주세요.

1.

  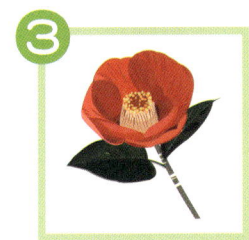

2.

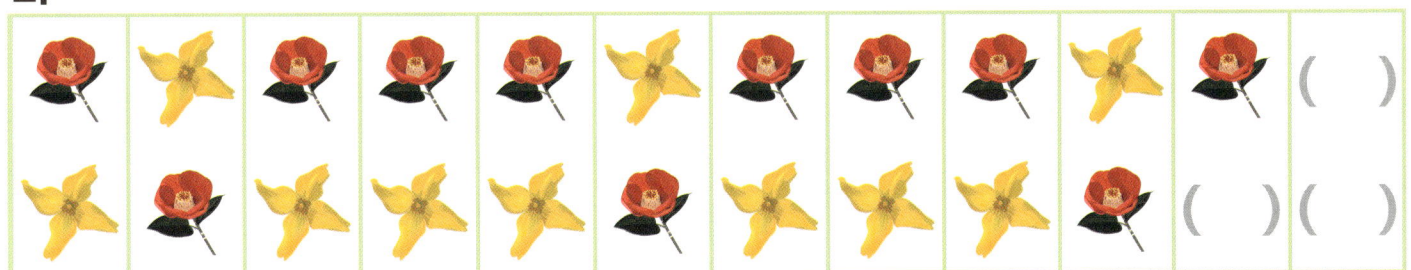

 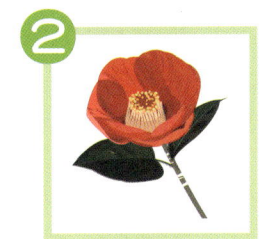

같은 양산 찾기

시공간지각능력

다음 보기 는 양산을 위에서 본 모양입니다. 아래에서 보기 와 같은 양산을 찾아 번호에 ○해 주세요.

보기

①

②

③

④

⑤

⑥

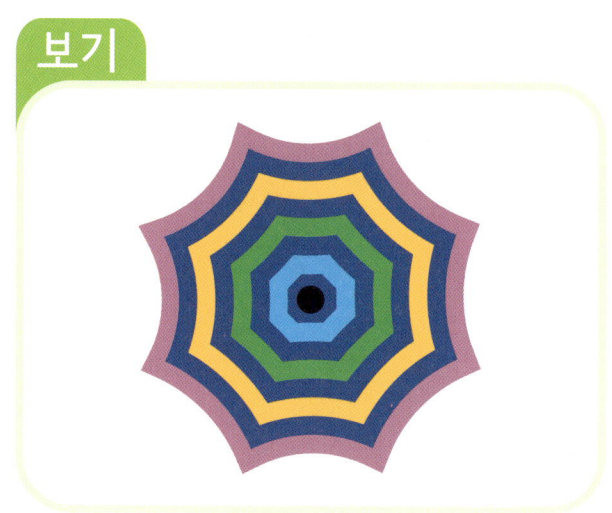

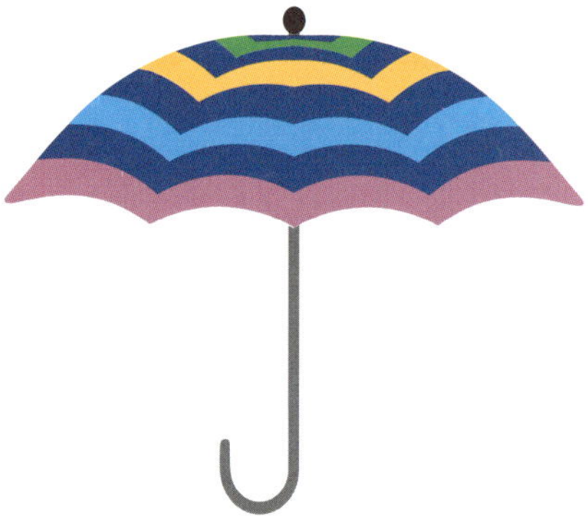

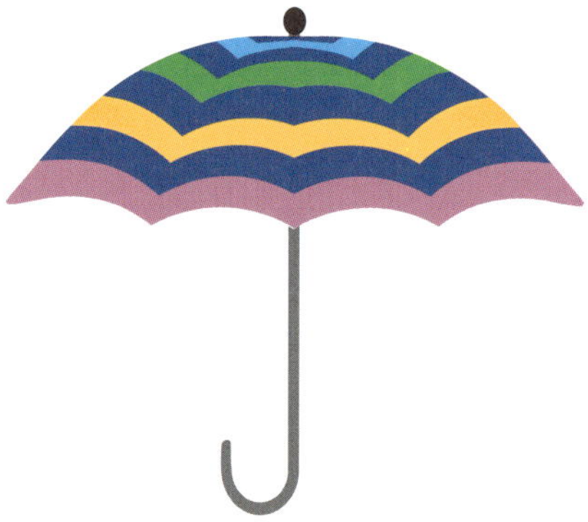

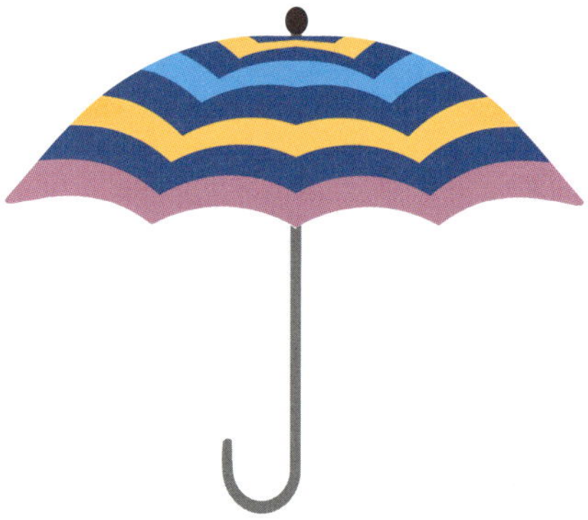

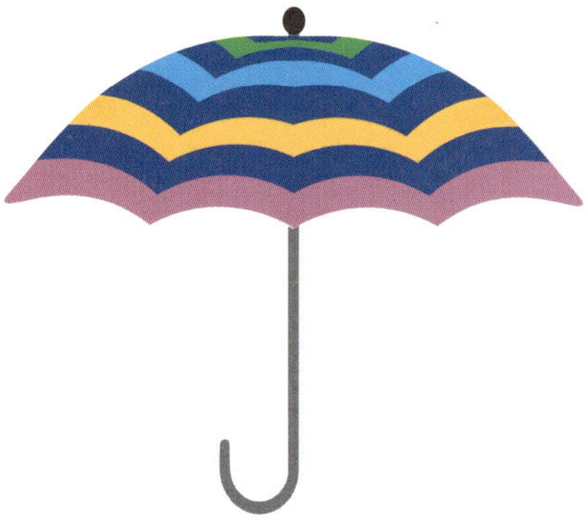

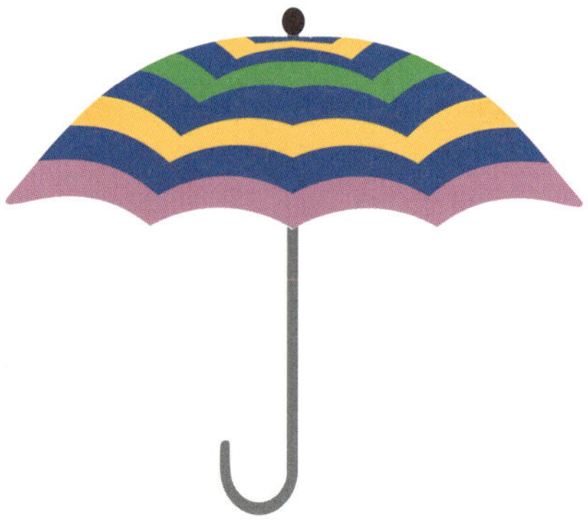

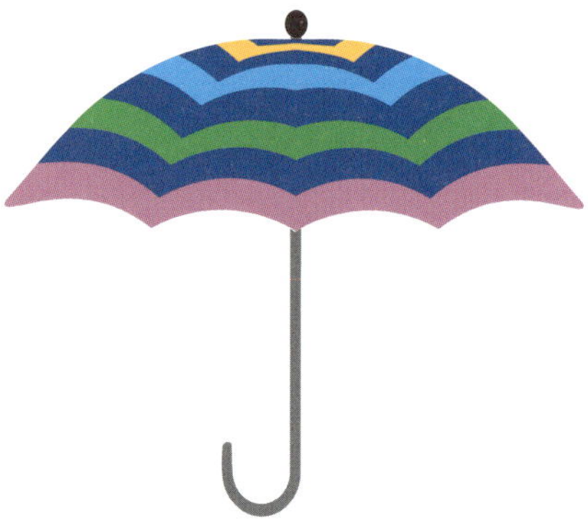

꽃 메모리 게임

기억력

1. 다음 꽃들을 잘 보고 이름을 말해 보세요.

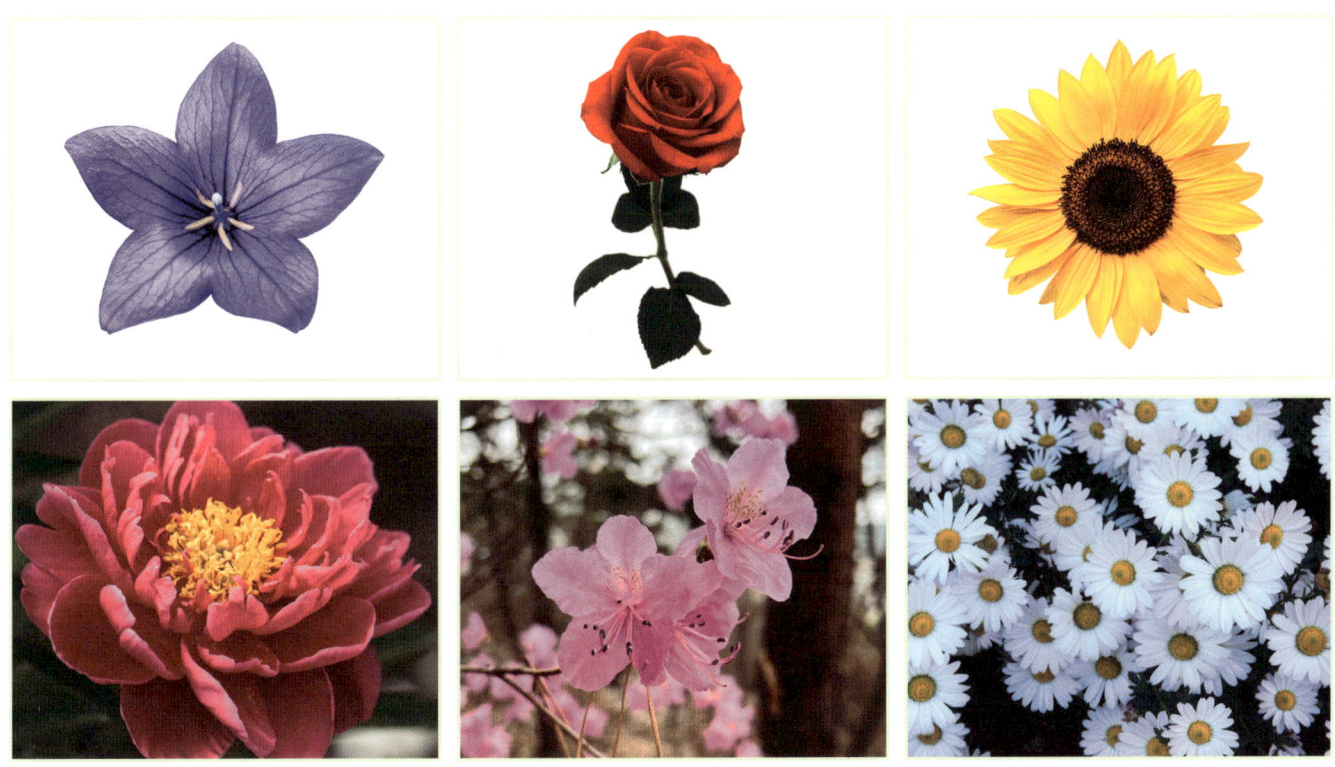

2. 부록에서 위 꽃 사진 카드를 떼어 메모리 게임을 해 보세요.

메모리 카드 게임 방법

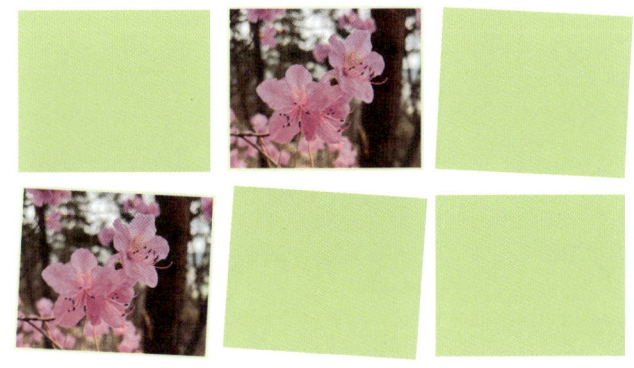

① 테이블이나 평평한 바닥에 카드를 뒷면이 위로 오도록 해 가지런히 놓는다.
   (3쌍으로 시작해 4쌍, 6쌍으로 꽃의 종류를 늘려가며 난이도를 높인다.)

② 두 개의 카드를 뒤집어서 같은 꽃이 나오면 카드를 가져간다.

③ 서로 다른 그림이 나오면 카드 위치를 잘 기억하고, 다시 뒤집어 놓는다.

④ 그림의 짝을 모두 찾으면 끝이 난다.(카드를 많이 가져간 사람이 이긴다.)

다른 부분 찾기 (흥부 놀부)

주의집중력

다음 두 그림을 보고 서로 다른 부분을 찾아 2번 그림에 ○해 주세요.
(5군데)

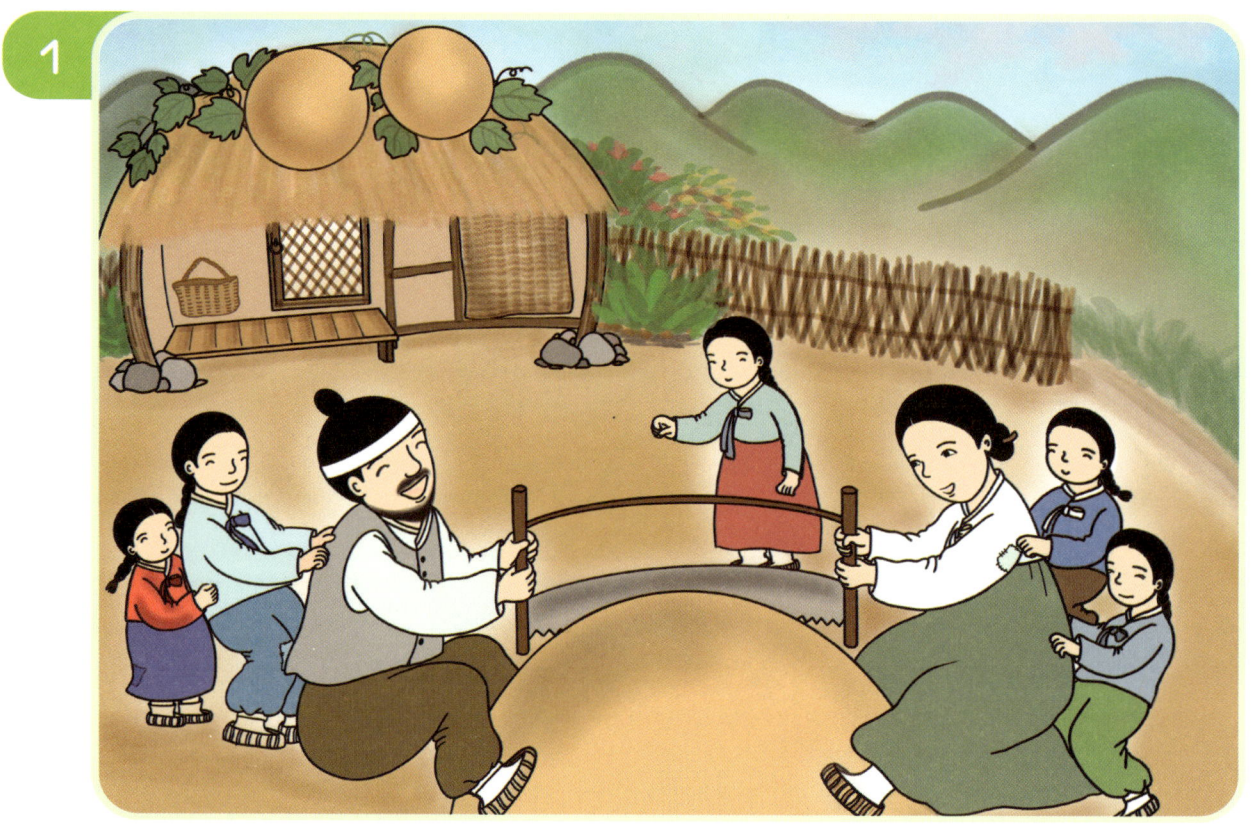

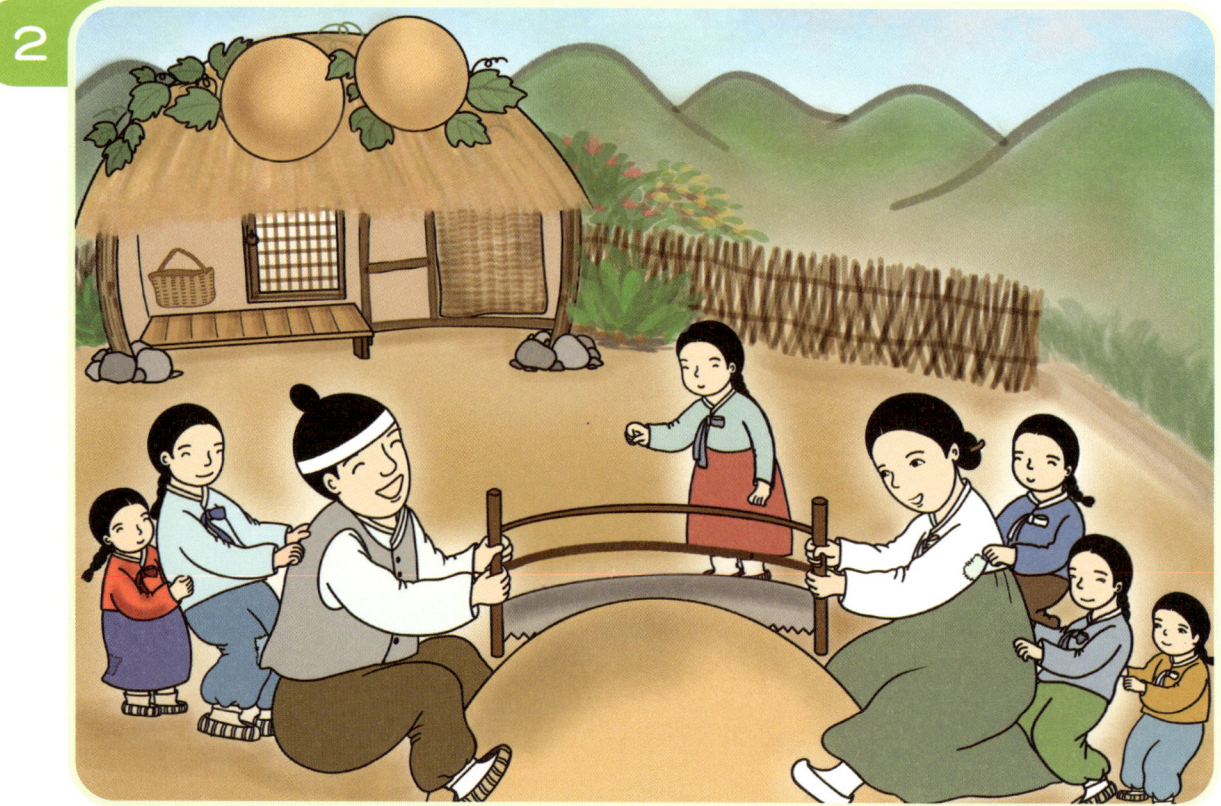

겹쳐진 그림 찾기

시지각능력

여러 가지 그림들이 겹쳐져 있습니다. 어떤 그림이 있는지 말해 보세요.
(5개)

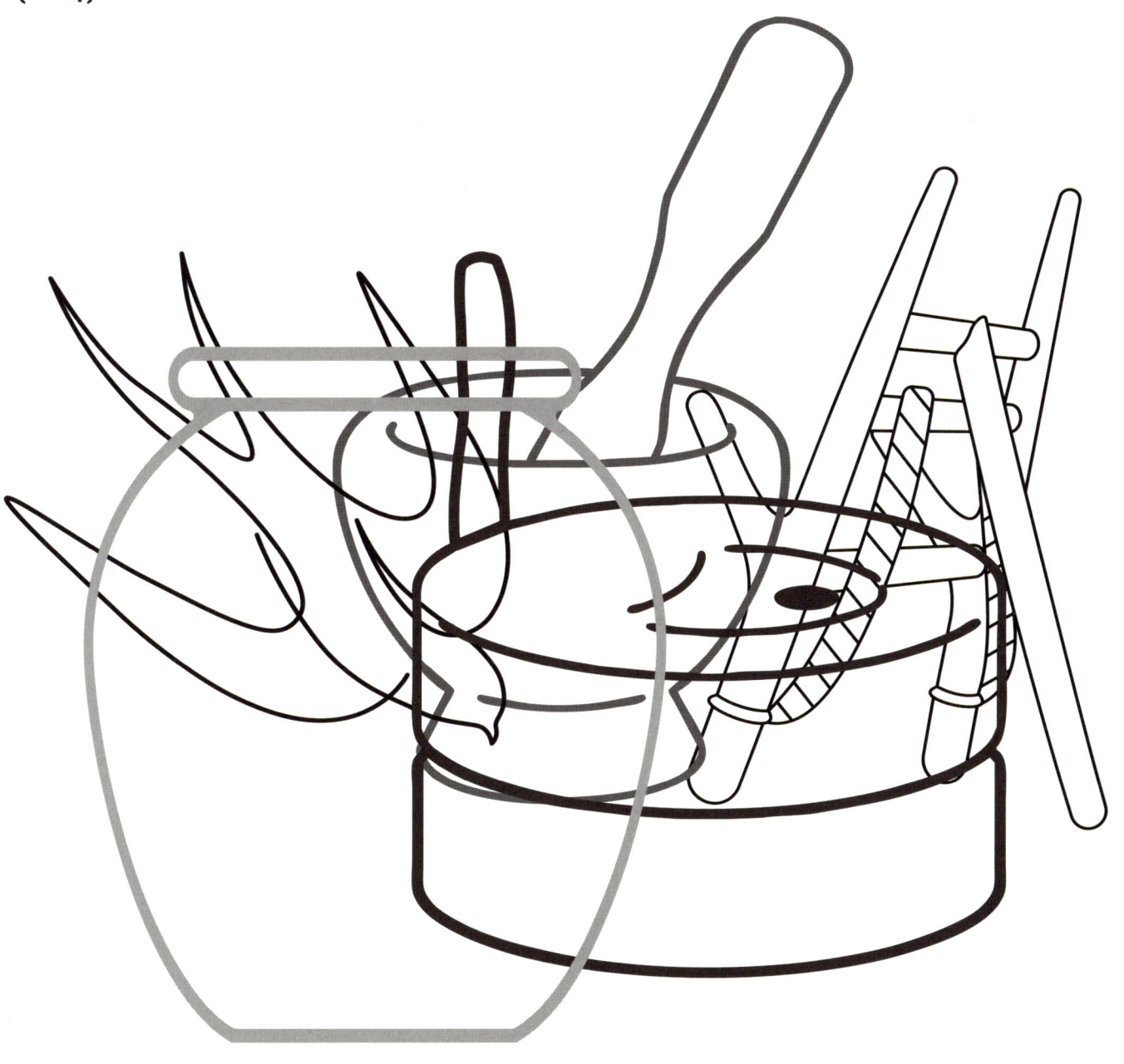

답 : _____
   _____

사자성어 완성하기

언어능력

1. 다음 □속의 글자들을 바르게 정렬하여 사자성어를 만들어 말해 보세요.

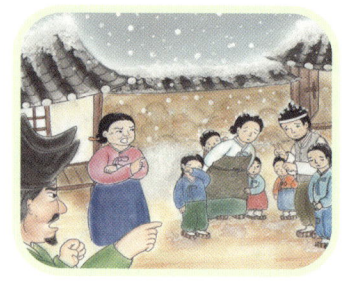

옛이야기, '흥부 놀부'에서 욕심쟁이 놀부는 동생 흥부를 동설한엄 에 쫓아냈습니다.

봄을 맞아 사람들은 대문에 춘길입대 을 크게 써 붙였습니다.

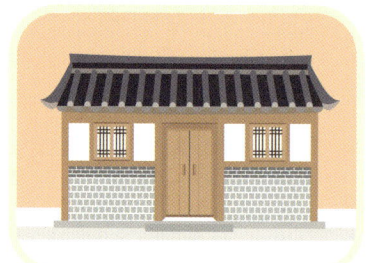

2. 다음 예문의 밑줄 친 내용에 해당하는 사자성어를 골라 번호에 ○해 주세요.

   1) 놀부 내외는 '부부는 닮는다'라는 말처럼 한 편이 되어 흥부네 식구를 구박하였습니다.

   ❶ 부창부수(夫唱婦隨)   ❷ 부부동반(夫婦同伴)

   2) 놀부의 욕심 때문에 흥부와 놀부는 의좋은 형제가 되지 못했습니다.

   ❶ 호형호제(呼兄呼弟)   ❷ 의형의제(宜兄宜第)

가자 가자 감나무

언어능력

다음은 우리나라 전래 동요 '나무 노래' 가사 중 일부입니다. 보기 에서 나무 이름을 찾아 가사의 빈칸을 채워 보세요.

보기

쪽나무   오동나무   밤나무
가시나무   배나무   앵두나무   살구나무
참나무   오리나무   뽕나무

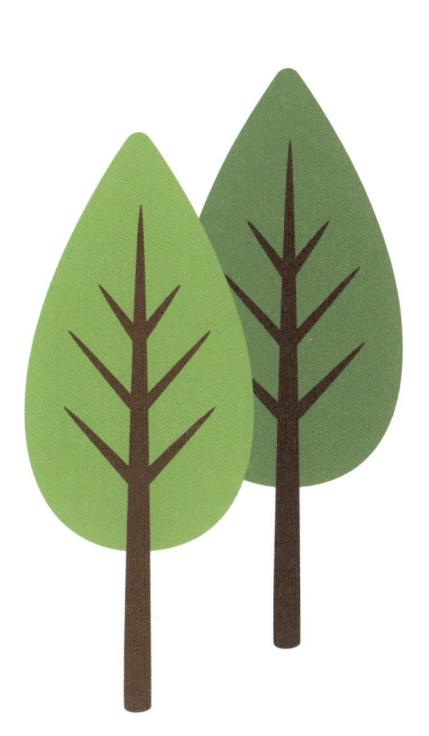

가자 가자   감나무
오자 오자   옻나무
낮에 봐도
거짓말 못해
너하고 나하고
입 맞추자
따끔따끔
앵돌아져
십 리 절반

이 산 저 산 방방곡곡

지남력

1. 우리나라의 유명한 산을 소개한 지도를 잘 보고, 빈칸에 알맞은 산의 이름을 적어 보세요.

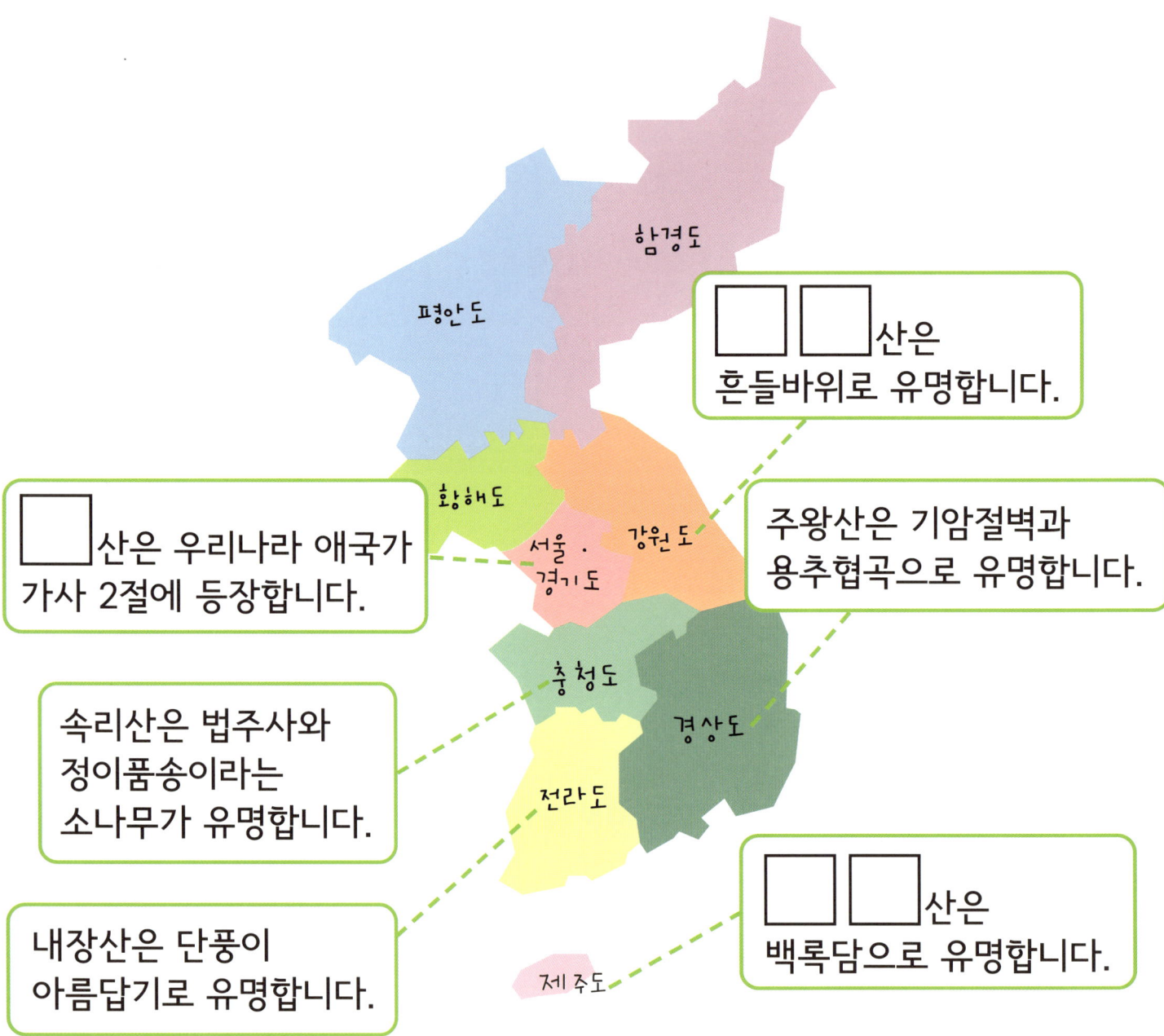

□□산은 흔들바위로 유명합니다.

□산은 우리나라 애국가 가사 2절에 등장합니다.

주왕산은 기암절벽과 용추협곡으로 유명합니다.

속리산은 법주사와 정이품송이라는 소나무가 유명합니다.

내장산은 단풍이 아름답기로 유명합니다.

□□산은 백록담으로 유명합니다.

2. 본인의 고향을 찾아서 손으로 짚어 보세요.

3. 고향의 산을 포함하여, 알고 있는 우리나라 산들을 말해 보세요.
   (적어 보세요.)

산 넘어 산

언어능력·시공간지각능력

1. 다음의 설명을 보고 산과 관련된 사자성어나 속담을 완성해 보세요.

| 여러 산이 겹치고 겹친 산속
첩 ㅊ ㅅ ㅈ | 답 : |

| 사람이 수없이 모여 산을 이루고
바다를 이룸.
인 ㅅ ㅇ ㅎ | 답 : |

| '요리사가 많으면 국을 망치기 마련이다.'(영국속담)와 비슷한 뜻 | 답 : 사공이 많으면 |

2. 다음 왼쪽의 산을 보고, 오른쪽에 그대로 그려 보세요.

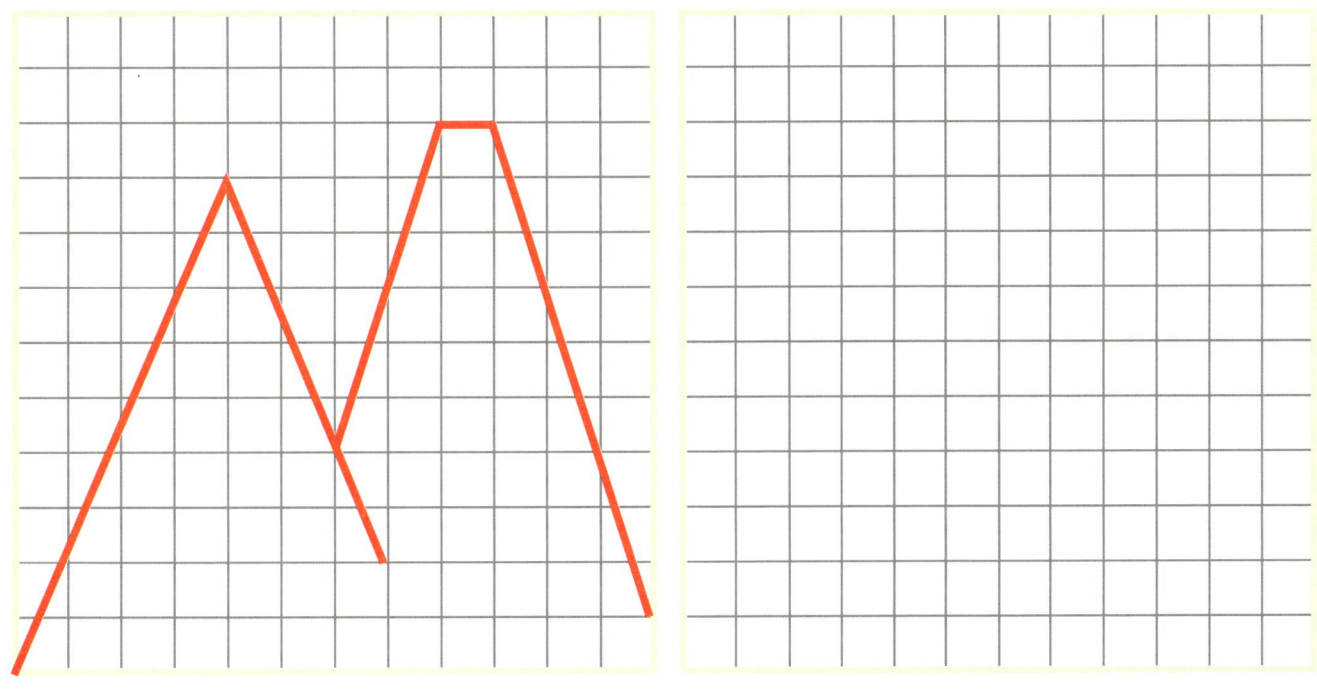

십자말 풀이 ①

언어능력

다음은 전통 혼례와 관련된 낱말 퍼즐입니다. 힌트 설명을 잘 보고 번호 순서대로 가로, 세로 문제를 풀어 주세요.

¹청	²사	³초	롱					³	⁴
		례			⁵				
		청			⁶				
								⁷	
					⁸나	무			
⁹조									
									¹⁰
						¹¹버	들		

십자말 풀이 ②

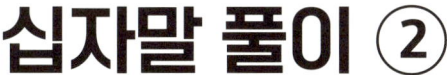

<전통 혼례 낱말 퍼즐 힌트>

가로 문제

가로 1 : 푸른색과 붉은색 천으로 감싼 등롱
가로 3 : 갓 결혼한 젊은 여자(예-우렁○○)
가로 6 : 신부가 시집갈 때 타는 조그만 집 모양의 탈것
가로 8 : 나무로 만든 기러기
가로 9 : 몸집이 작은 말(예-제주도 ○○○)
가로 11: 버들잎이나 버들가지 껍질로 만든 피리

세로 문제

세로 2 : 전통 혼례를 치르는 장소
세로 4 : 여자가 결혼하는 것을 "○○간다"라고 한다.
세로 5 : 남자가 결혼하는 것을 "○○간다"라고 한다.
세로 7 : 길게 땋은 머리 끝에 드리는 장식용 헝겊이나 끈
세로 9 : 호리병박으로 만든 바가지로 신랑 신부가 혼례식 때 술잔으로 사용한 박
세로 10: 신부가 혼례 때 머리에 쓰던 관

숨은그림찾기

주의집중력

다음 그림에서 숨은 그림 8개를 찾아 ○해 주세요.
(※먼저, 보기 에 있는 단어들을 가린 후 찾아 보세요.)

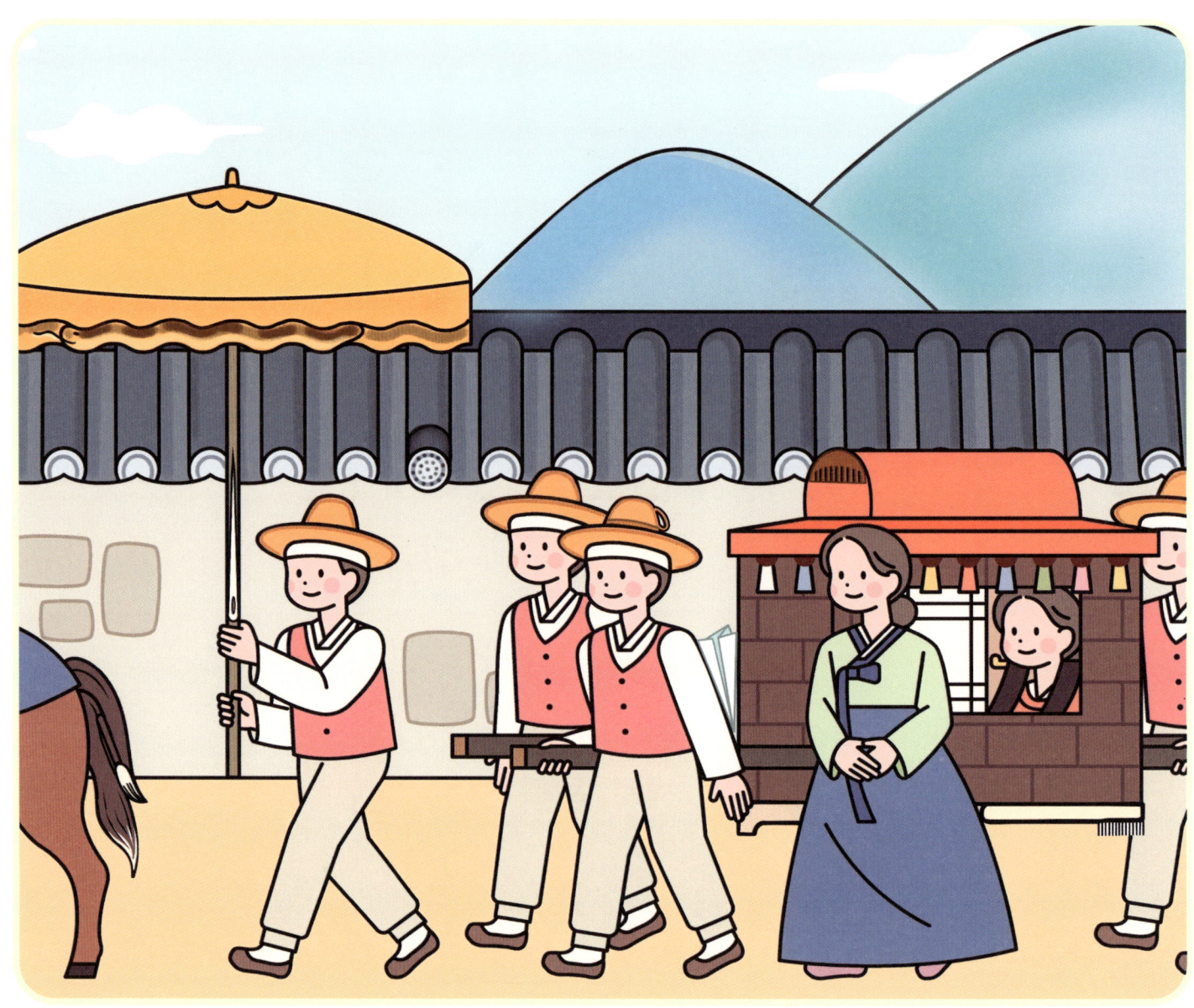

보기

붓   반달빗   연탄   칫솔
바늘   찻잔   뱀   종이비행기

시각 판단하기

지남력·사고력

아버지와 아들이 이른 저녁을 먹으려고 식당에 갔더니, 다음과 같은 안내문이 붙어 있었습니다. 두 사람이 식당에 도착한 시각을 찾아 번호에 ○ 해 주세요.

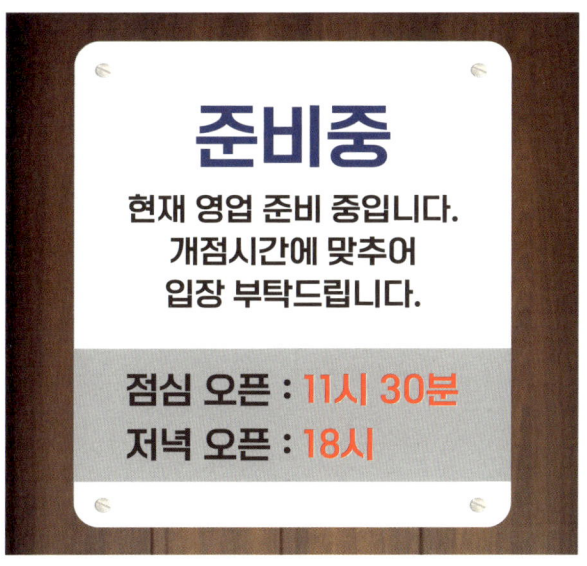

1
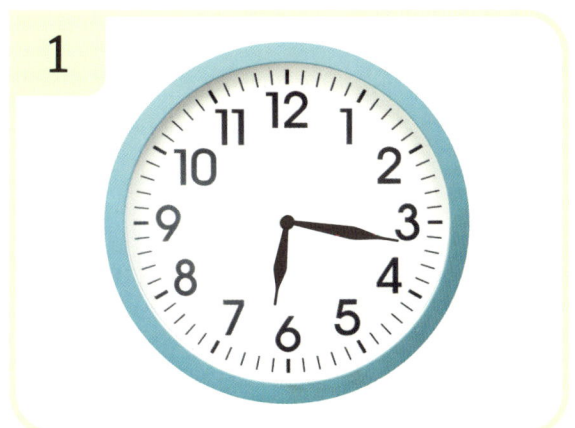

2
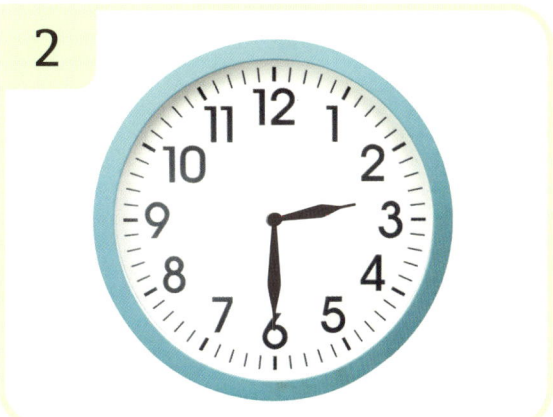

3
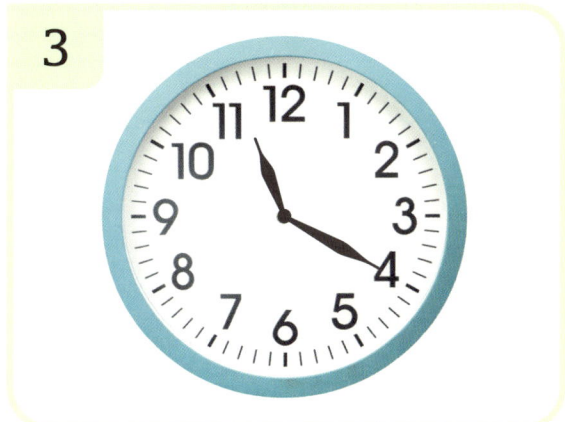

4
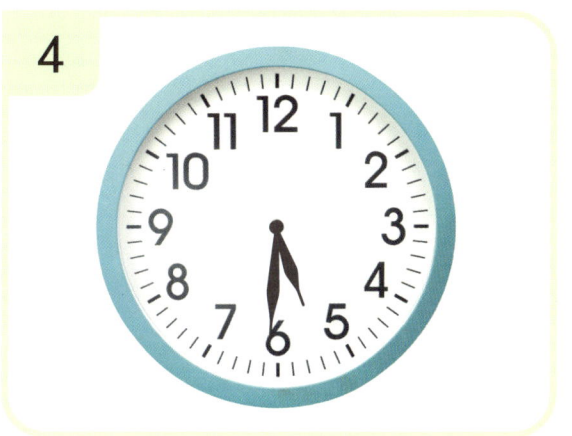

십자말 채우기

언어능력

다음 빈칸에 공통으로 들어갈 알맞은 말을 적어 보세요.

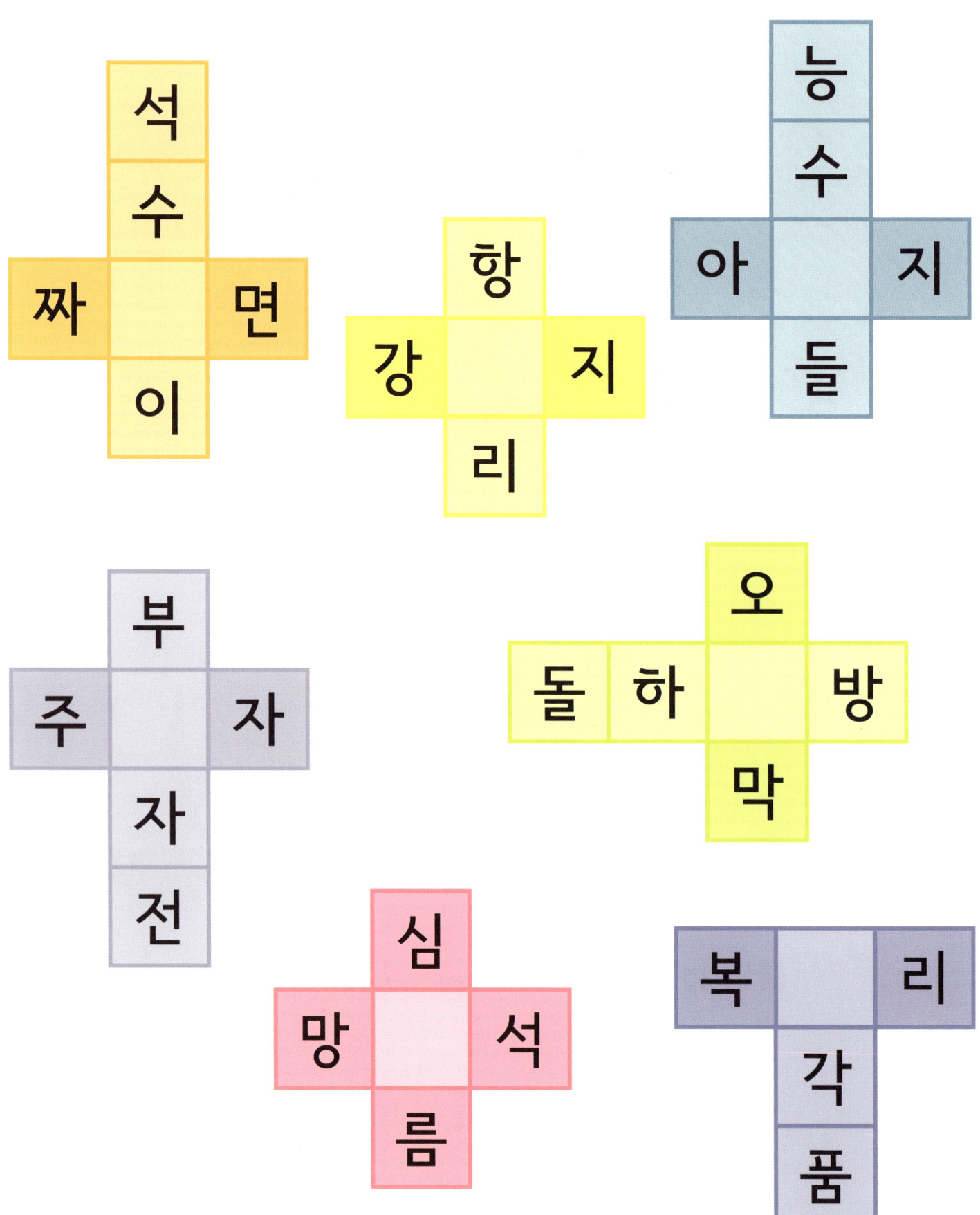

돌 돌 돌

언어능력·사고력

1. 다음 그림 힌트를 보고 쓰임새에 맞는 돌의 이름을 보기 에서 찾아 번호를 써 주세요.

힌트

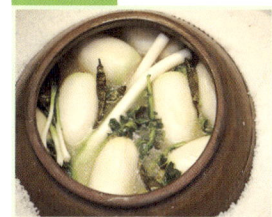 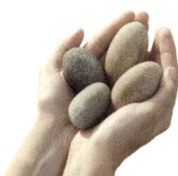 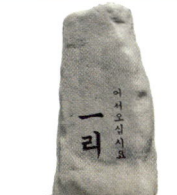 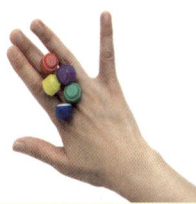 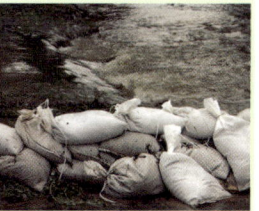

1) 야외에서 참깨를 빻을 때 절굿공이 대신 쓸 돌을 찾고 있습니다. (③)

2) 동치미를 담글 때 누름 돌로 사용할 돌이 필요합니다. ( )

3) 홍수에 대비해 낮은 제방에 이것으로 주머니를 만들어 쌓으려고 합니다. ( )

4) 손주랑 공기놀이를 할 돌을 찾고 있습니다. ( )

5) 마을 이름을 새겨서 동네 입구에 크게 이정표로 세워 놓으려고 합니다. ( )

보기

① 돌덩이   ② 바윗돌   ③ 돌멩이   ④ 모래   ⑤ 자갈돌

2. 다음은 돌을 소재로 한 노랫말의 일부입니다. 보기 에서 단어를 골라 빈칸을 알맞게 채워 보세요.

♪ (바윗돌) 깨뜨려 (가)
　(가) 깨뜨려 (나)
　(나) 깨뜨려 (다)
　(다) 깨뜨려 (모래알)

가 : _____
나 : _____
다 : _____

사랑의 사다리 타기

시공간지각능력

1. 청춘남녀가 모여 소개팅을 하고 있습니다. 사다리 게임을 통해 각각의 짝을 찾아 보세요.

사다리 타기 게임 방법 :
출발 지점에서 아래로 내려갑니다. 연결선을 만나면 옆으로 이동하고 아래로 내려갑니다. 도착 지점까지 이러한 과정을 반복합니다.

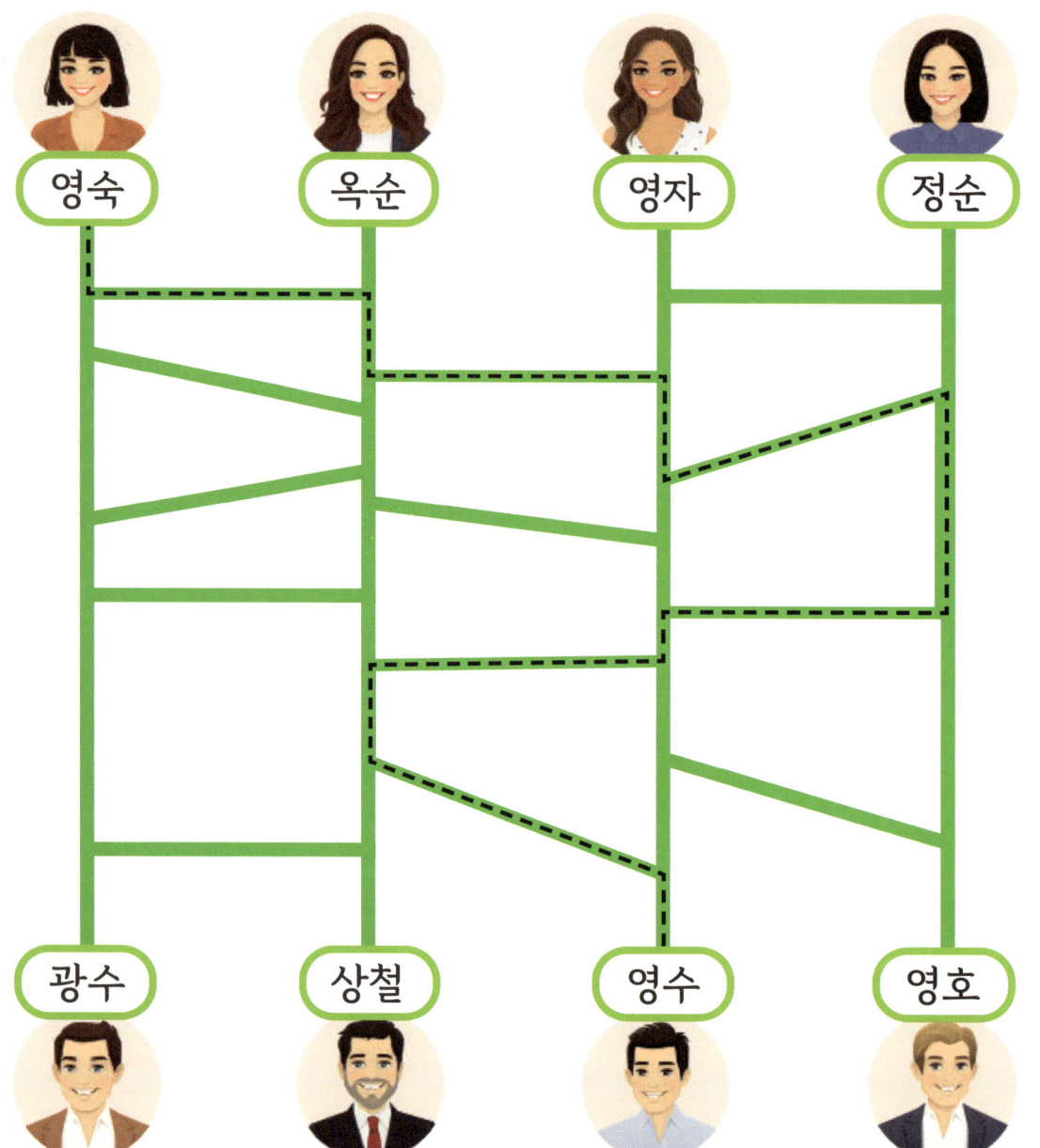

2. 사다리 타기로 결정된 짝의 이름을 적어 보세요.

| 영숙 — 영수 | 옥순 — | 영자 — | 정순 — |

성냥개비 요래조래

사고력·시공간 지각능력

1. 성냥개비 또는 면봉으로 순서에 맞게 빈칸을 채워 보세요.

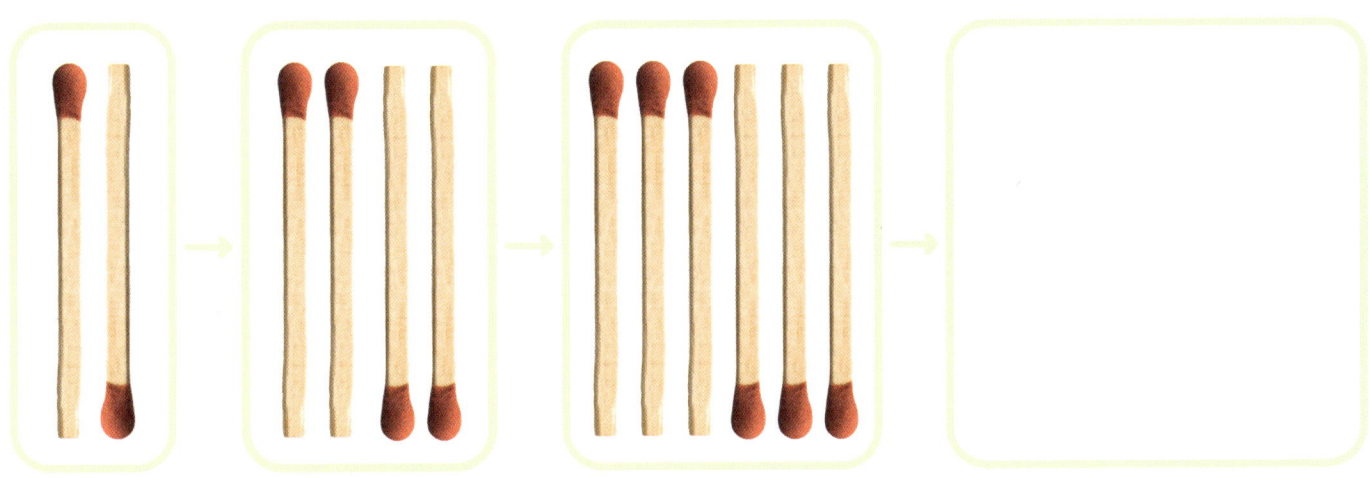

2. 다음의 빈 공간에 보기 와 같이 성냥개비로 '집'을 만들어 보세요.

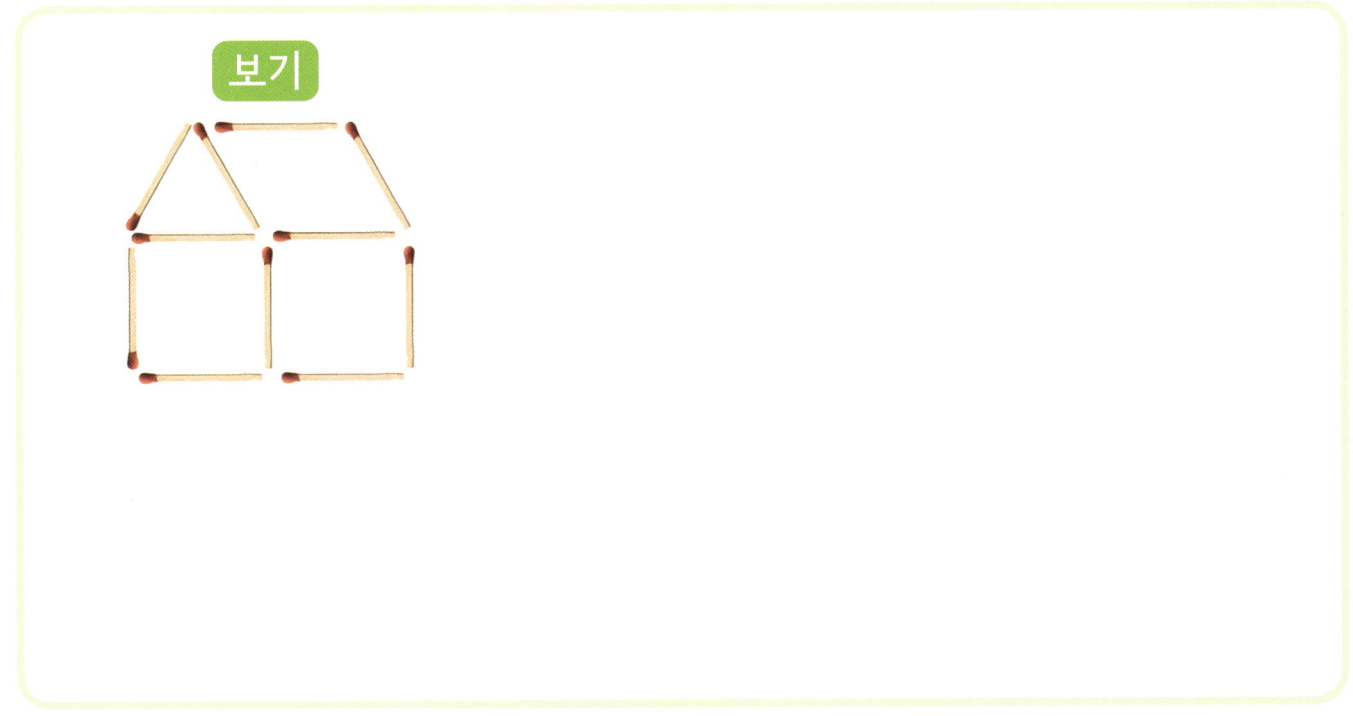

3. 2번의 집을 성냥개비 한 개만 움직여 두 채로 만들어 보세요.

4. 백지 또는 평평한 면 위에 성냥개비 8~10개로 '계단' 모양을 만들어 보세요.

성냥개비 청백전

청팀과 백팀이 퀴즈 청백전을 하고 있습니다. 게임 규칙과 게임 결과를 보고, 아래 물음에 답해 보세요.

게임 규칙

* 퀴즈를 맞힌 팀은 성냥개비 2단 쌓기, 못 맞힌 팀은 1단 쌓기
  (1단 - 성냥개비 4개를 '우물 정(井) 자' 형태로 쌓기)

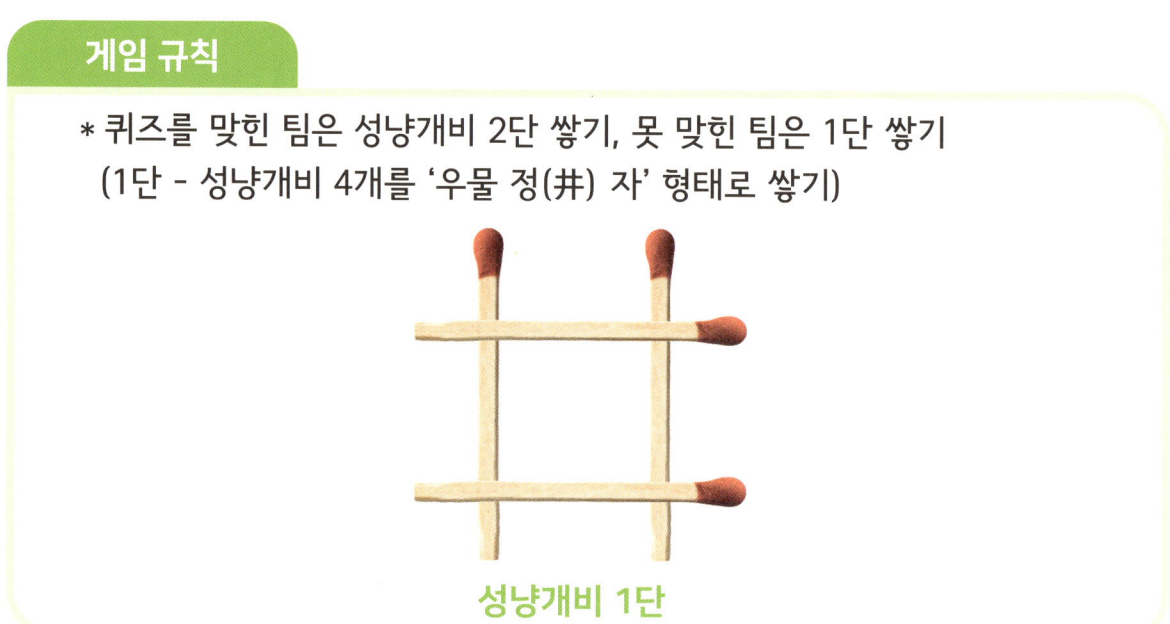

성냥개비 1단

게임 결과 맞힌 팀 : ○ / 못 맞힌 팀 : X

퀴즈 문제	청팀	백팀
1	○	×
2	×	○
3	×	○
4	○	×
5	○	×

1. 어느 팀이 이겼나요? 답 : _____

2. 각 팀이 획득한 성냥개비의 총 개수를 적어 보세요.

   청팀 : _____ 개   백팀 : _____ 개

통화 내용 기억하기 ①

기억력

다음 두 사람의 대화를 큰 소리로 읽어 보세요.

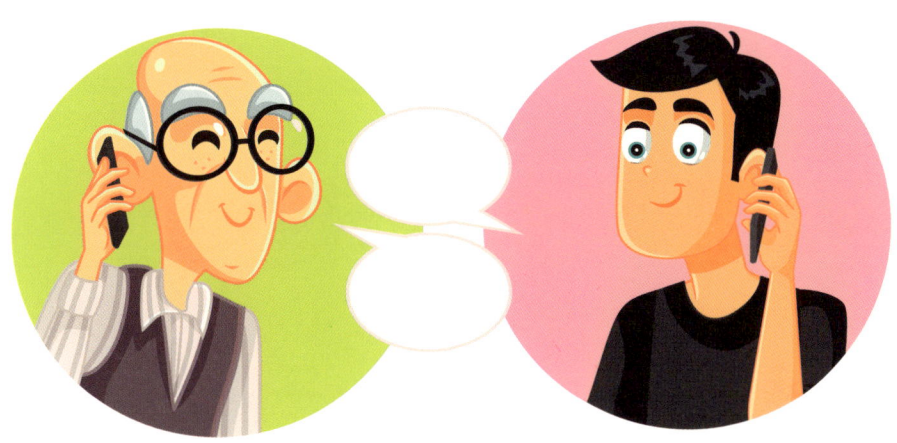

> 사위: 아버님, 그간 안녕하셨어요?
> 아버님 드리려고 6년근 홍삼을 사 놓았어요.
> 다음 주 수요일에 댁으로 갈게요.
> 장인: 좋지. 그런데 그날은 내가 약속이 있네.
> 그다음 날 저녁 7시에 집으로 오게. 혹시
> 내가 늦을지 모르니 출입문 비밀번호를
> 알려 주지. 1582✶ 이네.
> 사위: 네, 그럼 그때 뵙겠습니다.

💡 위 대화를 다시 한번 읽어 보고 대화 내용을 잘 기억해 주세요. 특히 비밀번호를 잘 기억하려면 어떤 방법을 사용할 수 있을지 생각해 보세요.

(다음 장으로 넘겨 주세요.)

통화 내용 기억하기 ②

기억력

2. 앞장의 대화 내용을 떠올려 보며, 앞장을 보지 않고 다음 물음에 답해 보세요.

❶ 사위가 준비한 선물은 무엇인가요?
(   )

❷ 장인과 사위는 무슨 요일, 몇 시, 어디에서 만나기로 했나요?
(   )

❸ 만나기로 한 장소의 출입문 비밀번호는 무엇인가요?
(   )

❹ 위 비밀번호를 잘 기억하기 위해 어떤 방법을 사용했는지 말해 보세요.

숫자를 외울 때 아래의 방법을 활용하면 도움이 됩니다.

- ⊙ 숫자 이름에 의미를 부여하여 기억합니다.
  예: 1582 → 일오팔이 → 이리로 빨리
  　　5292 → 오리구이

- ⊙ 휴대폰의 번호판 숫자 위치를 이미지화하여 기억합니다.

  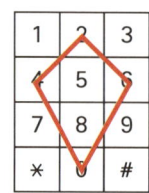 예: 2406 은 ◇모양

- ⊙ 수식으로 만들어 기억합니다.
  예: 2460 → 2+4=6, 4+6=10

- ⊙ 본인의 경험이나 개인 정보를 이용해 의미를 만듭니다.
  예: 본인이나 가족의 생일 등

굽이굽이 미로 찾기

시공간지각능력·계산력

1. 효자가 신기한 샘에서 약수를 떠서 어머니께 갖다 드리려고 합니다. 길을 찾아 선으로 그어 보세요.

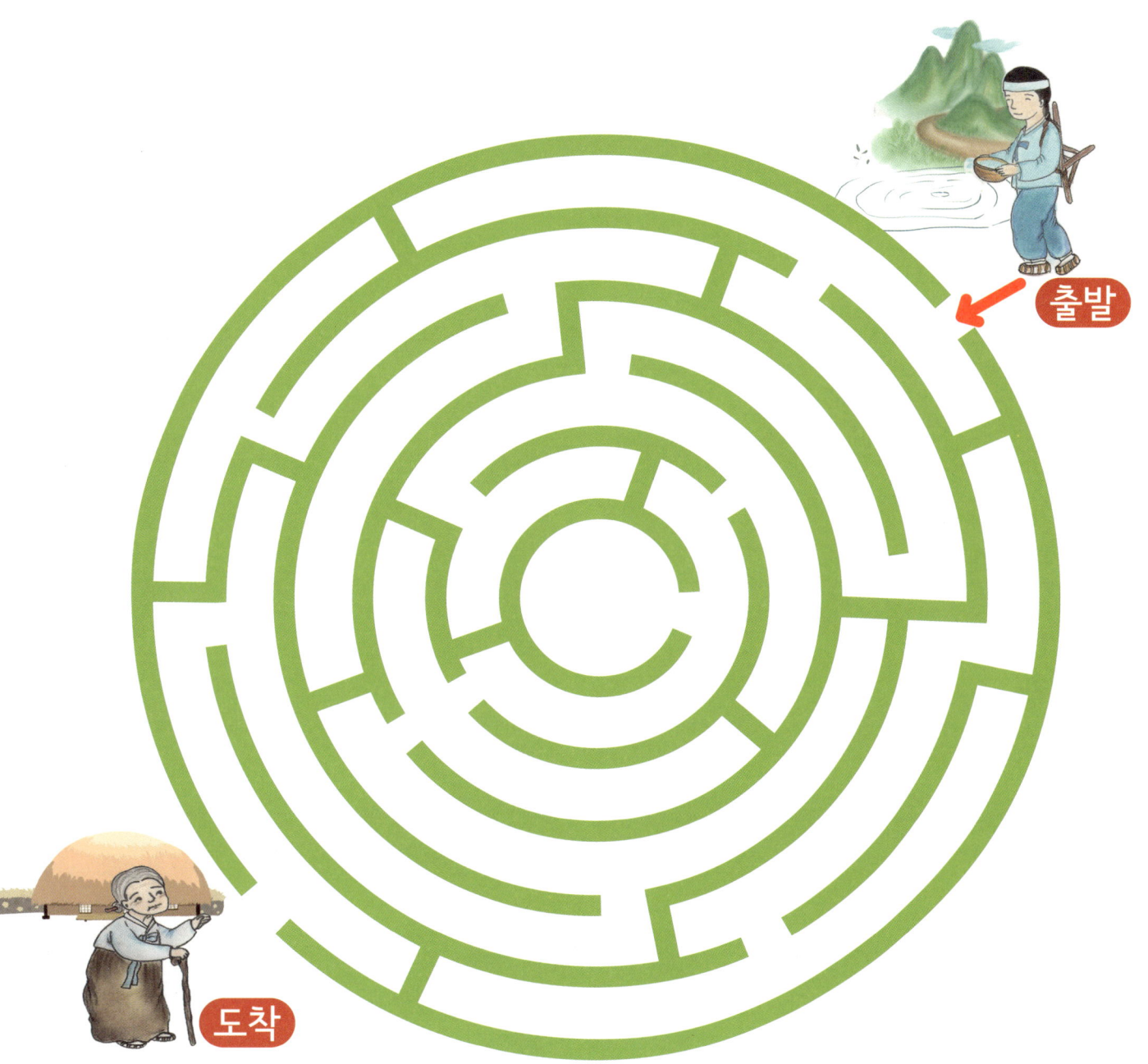

2. 어머니의 물독을 가득 채우려면 스물한 바가지가 필요합니다. 약수는 한 번에 다섯 바가지까지 운반할 수 있습니다. 빈 물독을 가득 채우려면 최소 몇 번 다녀와야 할까요?

답 : (   ) 번

다른 부분 찾기(풍경)

주의집중력

할아버지 할머니가 강에서 낚시를 하고 있습니다. 강물에 비친 풍경을 잘 보고, 다른 부분을 찾아 아래 그림 쪽에 ○해 주세요.(8군데)

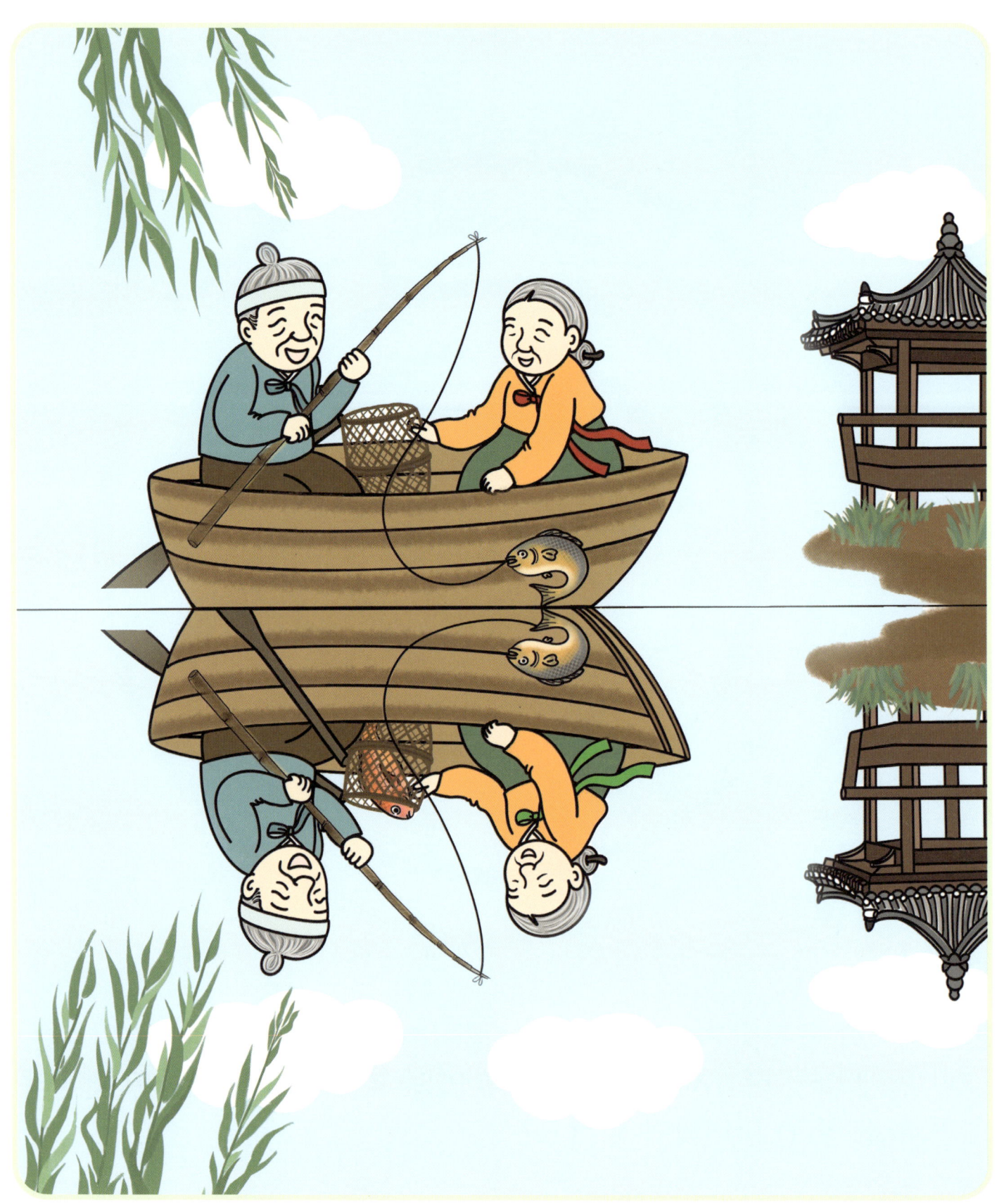

웃는 표정 기억하기 ①

기억력

1. 다음 얼굴 표정들을 잘 보고 웃는 얼굴을 찾아 ○해 보세요.

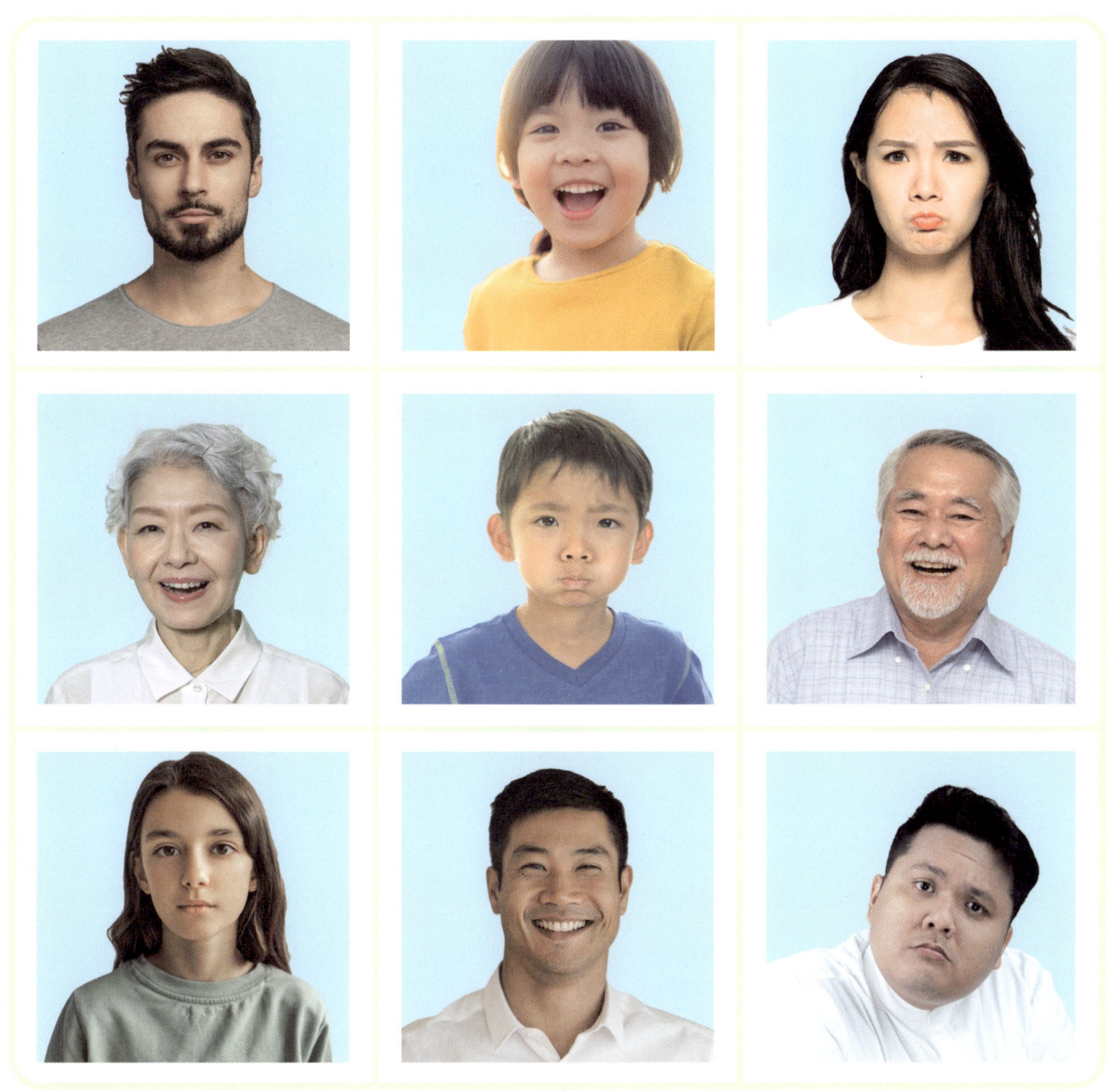

2. 위 사진에서 웃는 얼굴의 위치를 기억해 주세요.

💡 웃는 얼굴의 위치를 잘 기억하려면 어떤 방법을 사용할 수 있을지 생각해 보세요.

(다음 장으로 넘겨 주세요.)

웃는 표정 기억하기 ②

기억력

3. 앞장에서 웃는 얼굴이 있던 자리에 ◯해 보세요.

4. 웃는 얼굴의 위치를 기억하기 위해 어떤 방법을 사용했는지 말해 보세요.

깨진 조각 찾기

시공간지각능력

아래 그림을 잘 보고 깨진 조각을 찾아 ○해 주세요.

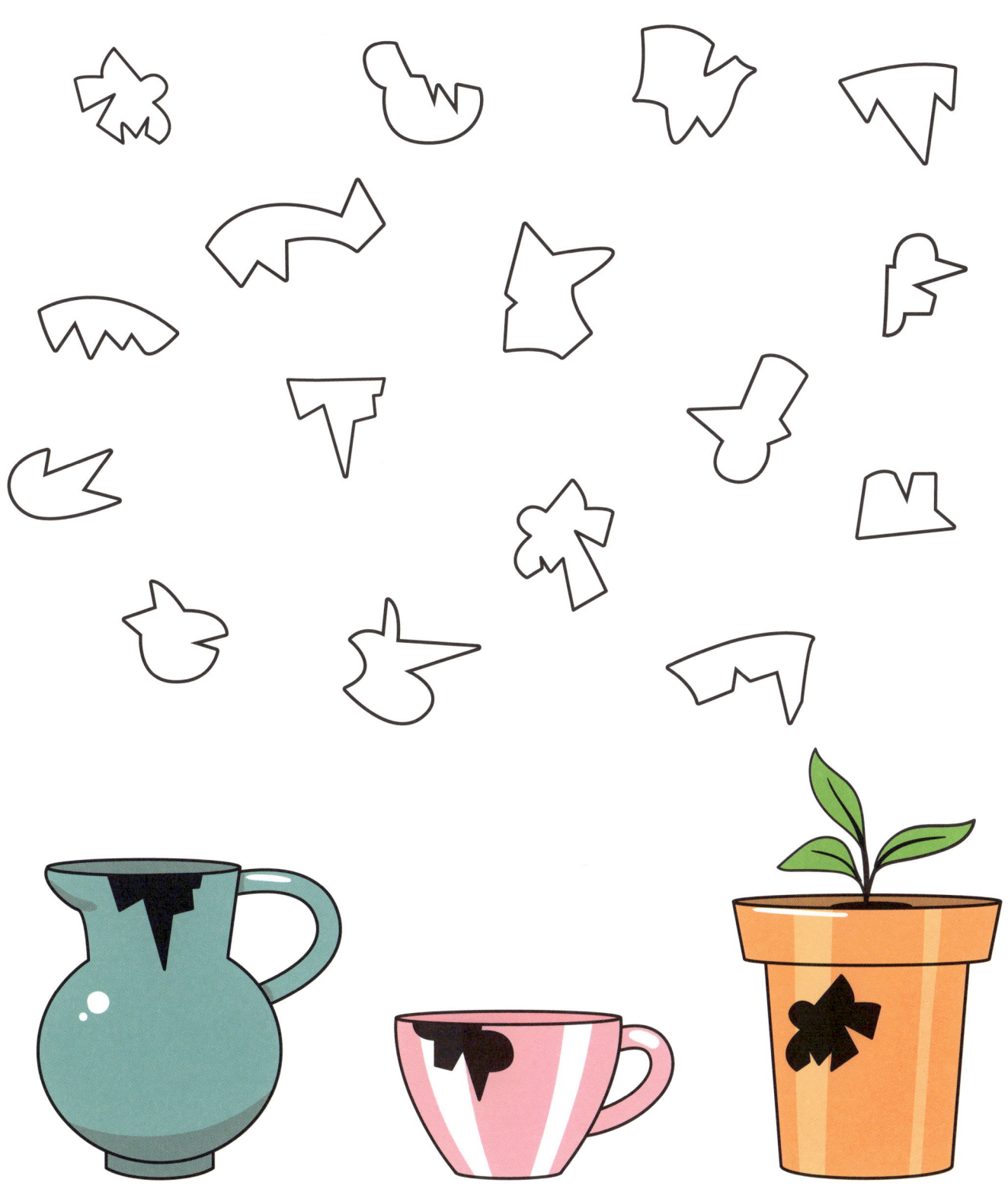

겹쳐진 사물 찾기

여러 가지 사물들이 겹쳐져 있습니다. 어떤 사물이 있는지 말해 보세요. (5개)

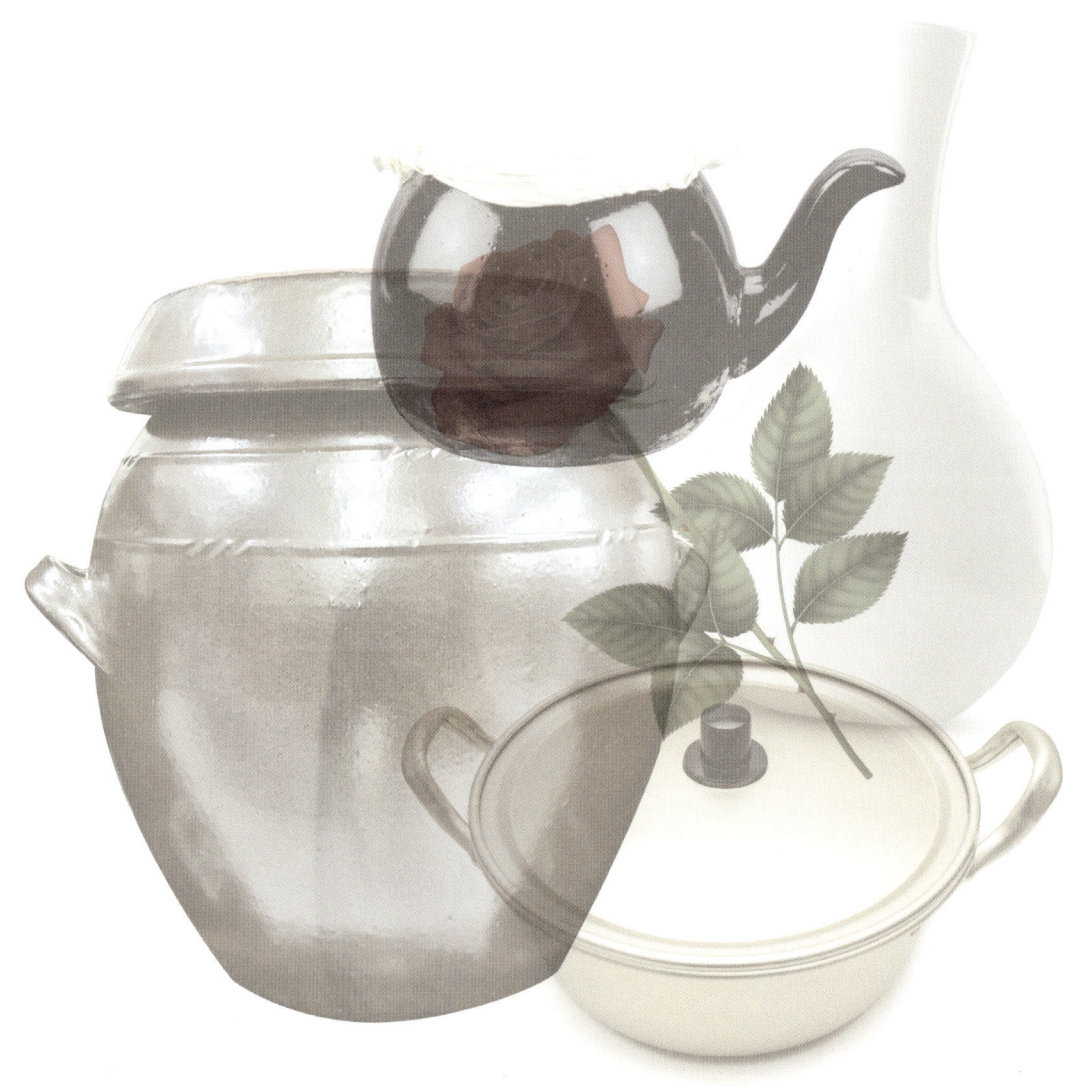

답 : _____

크기 따로 순서 따로

주의집중력 · 시지각능력

엽전의 크기에 따라 보기와 같이 숫자를 정해 표기해 놓았습니다.
보기를 잘 보고 아래 문제에서 잘못 표기된 숫자를 찾아 ○해 주세요.

보기

1	2	3

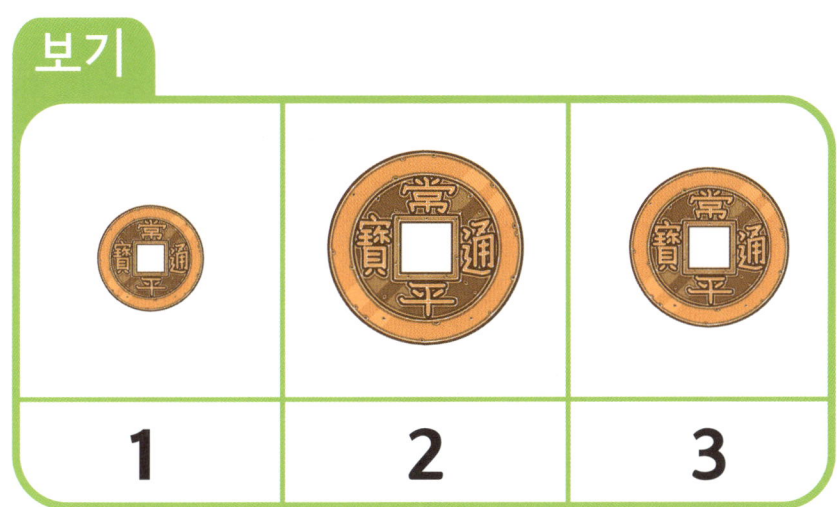

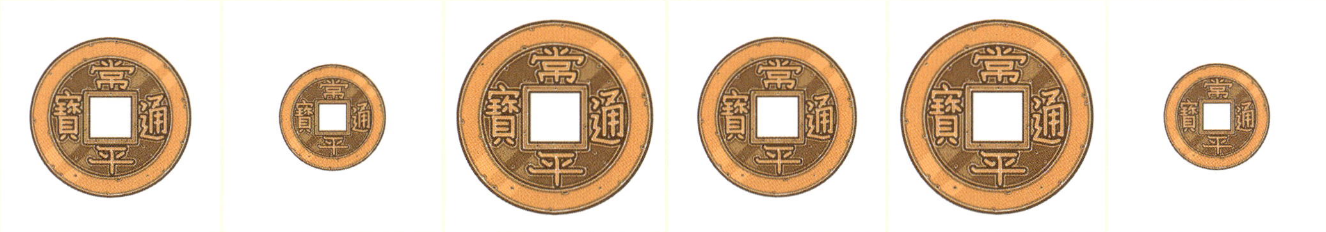

3	1	3	3	2	1

1	3	1	2	3	2

2	1	3	1	2	2

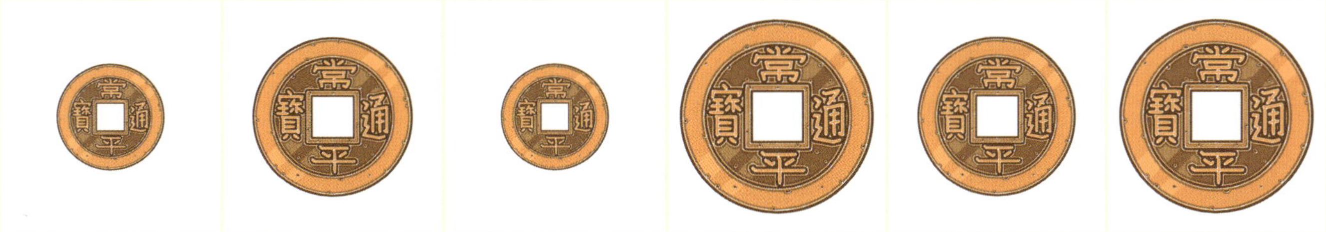

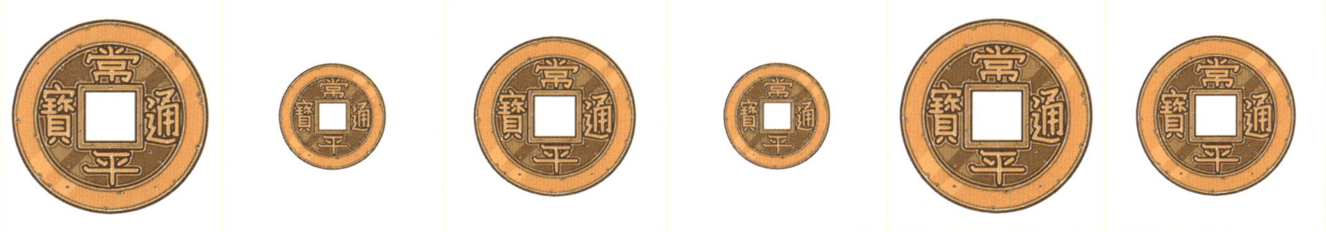

동영상 보고 주먹 박수 치기

주의집중력

다음 손동작을 잘 보고 <도깨비 나라>(박태준 곡) 노래에 맞춰 주먹 박수를 쳐 보세요. (동영상 보기 : 유튜브>행복마실책놀이>1회_주의집중 노하우)

전반부 8박자 ('이상하고 ~ 무엇이 될까')

①번 동작	②번 동작	③번 동작	④번 동작
두 손을 번갈아 1번씩	2번씩	2번씩	2번씩
이상	하고	아름	다운
도깨	비나	라아-	아아
방망	이로	두드	리면
무엇	이될	까아 ~	아아

후반부 4박자 ('금 나와라 ~ 뚜욱딱')

⑤번 동작	⑥번 동작	⑦번 동작	⑧번 동작
택일해서 1번씩	1번씩	1번씩	1번씩
그	음나	와라	와라
뚜	욱	따	악
으	은나	와라	와라
뚜	욱	따	악

빙고 게임

사고력

빙고 게임은 아래의 색칠한 칸처럼 '가로, 세로, 대각선 어느 쪽으로든 같은 그림이 한 줄이 되게' 하는 것입니다. 다음 문제를 풀어 보세요.

1. 혹이 없는 얼굴로 두 줄의 빙고를 동시에 만들 수 있는 칸을 모두 찾아 번호를 써 보세요.

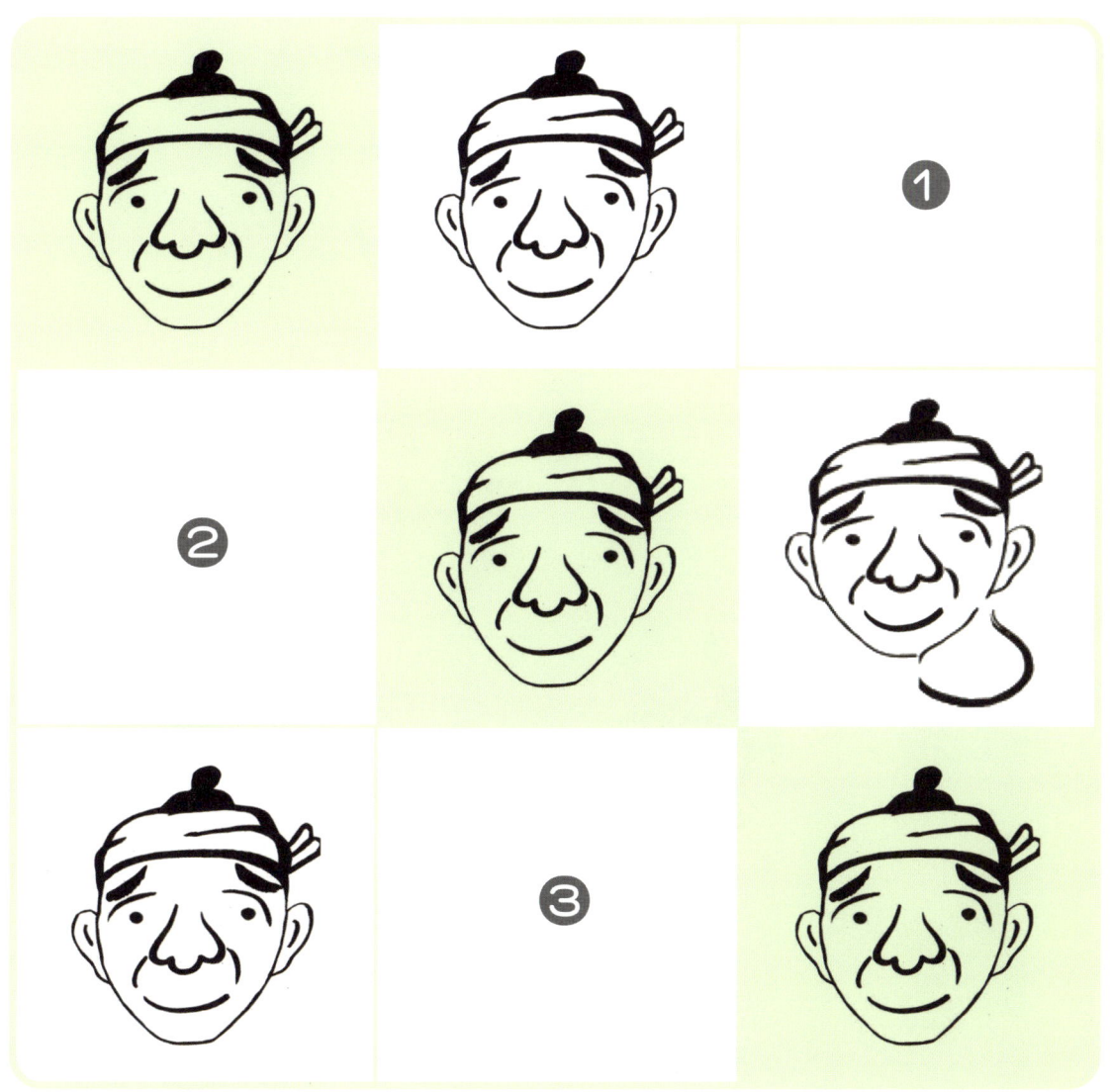

2. 혹이 없는 얼굴로 빈칸 3곳을 채울 때, 보기를 포함해 모두 몇 개의 빙고를 만들 수 있나요?   개

자리 찾기 게임

다음 보기 와 같이 4가지 그림이 각각의 세로줄과 가로줄 안에 중복 없이 1번씩 들어가게 하려고 합니다. 부록에서 그림 카드를 떼어 빈칸을 채워 보세요.

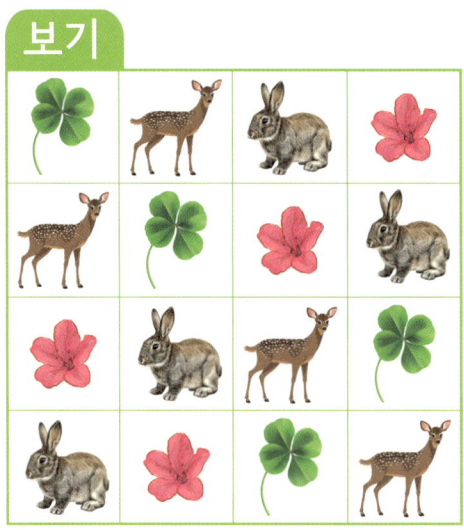

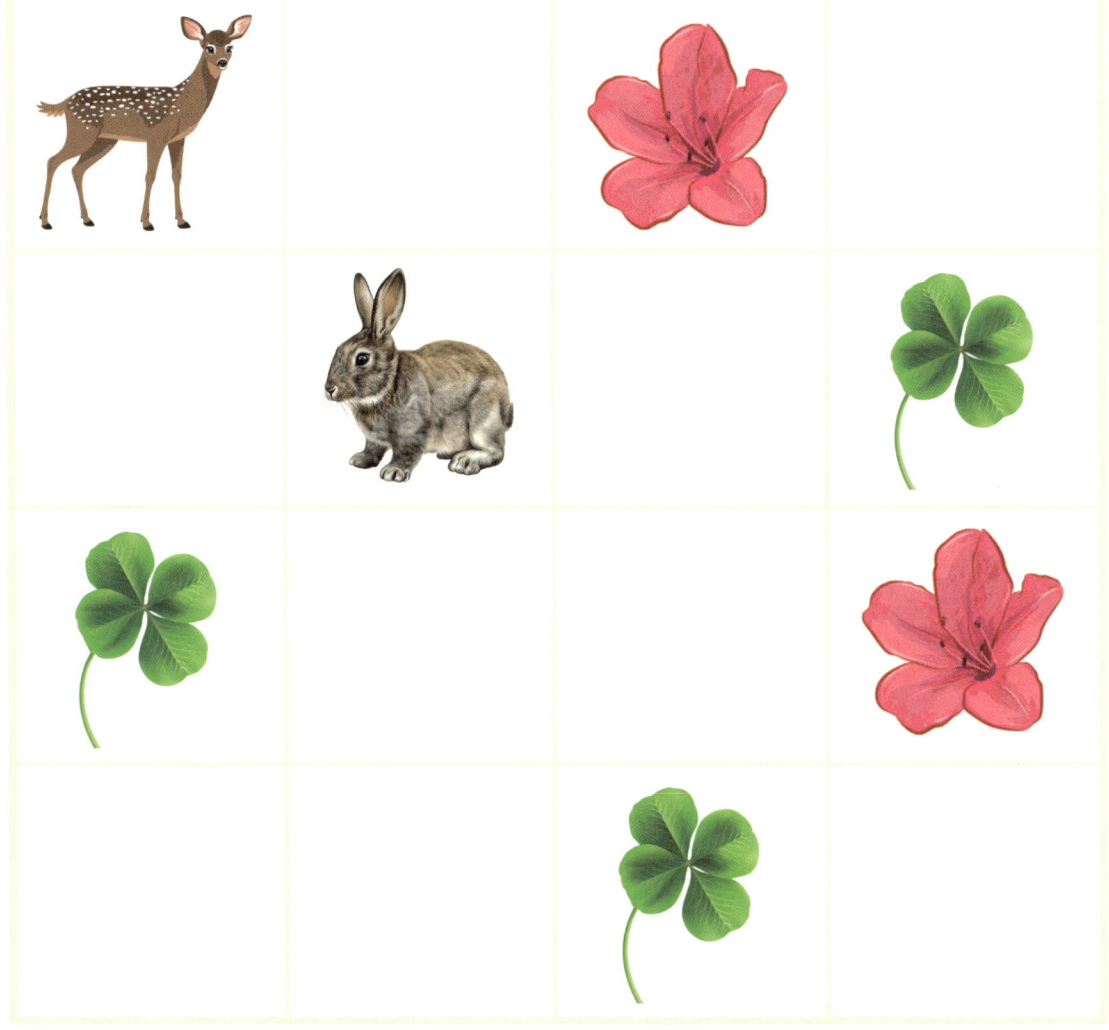

만난 사람 기억하기 ①

기억력

1. 창근이가 할아버지 심부름을 갑니다. 길에서 만난 여러 직업의 사람들을 잘 기억해 주세요.

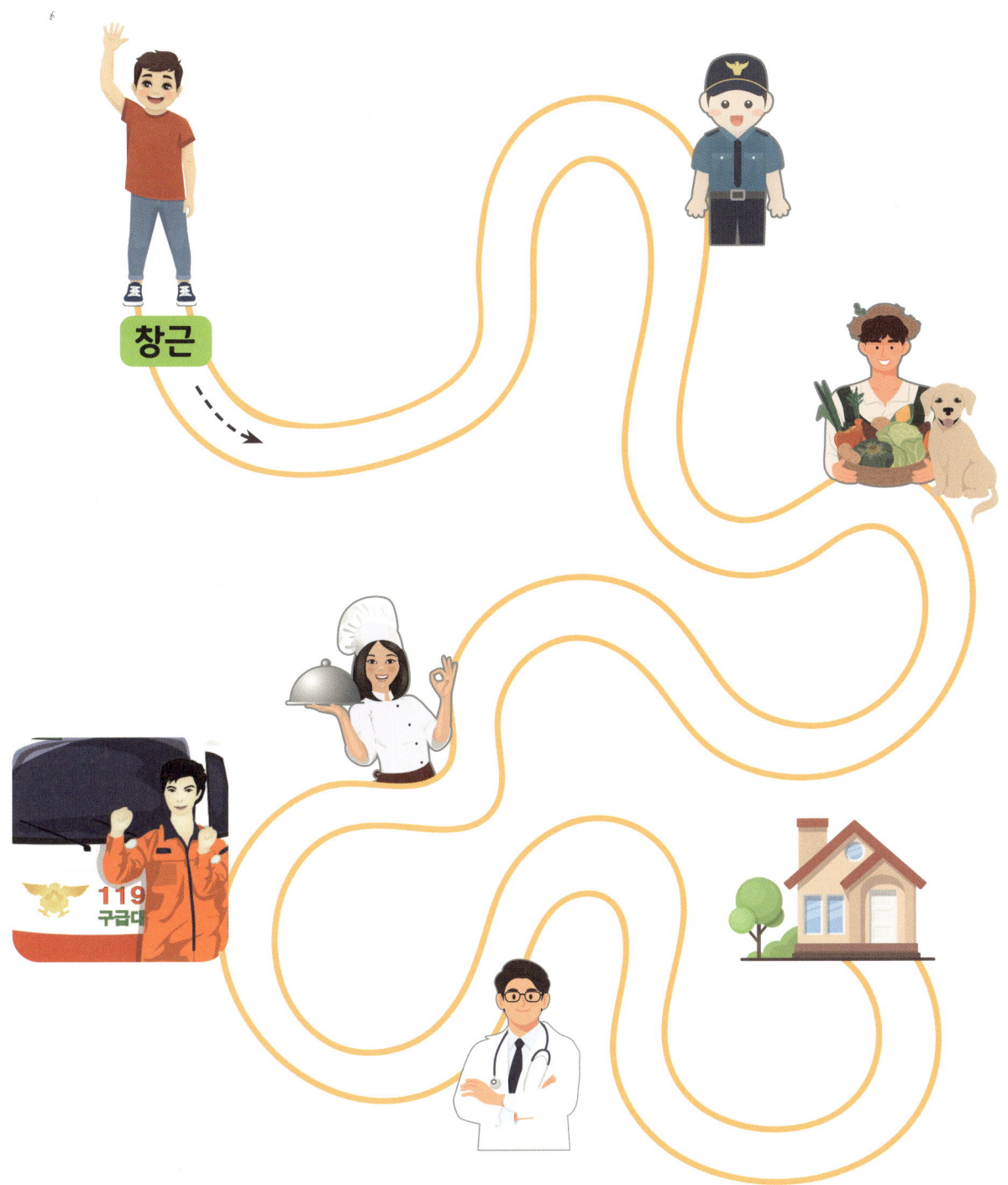

💡 위 사람들을 다시 한번 잘 보고, 만난 순서대로 기억하려면 어떤 방법을 사용하면 좋을지 생각해 보고 기억해 주세요.

(다음 장으로 넘겨 주세요.)

만난 사람 기억하기 ②

기억력

2. 다음 중 창근이가 길에서 만나지 않은 사람을 찾아 ○해 보세요.

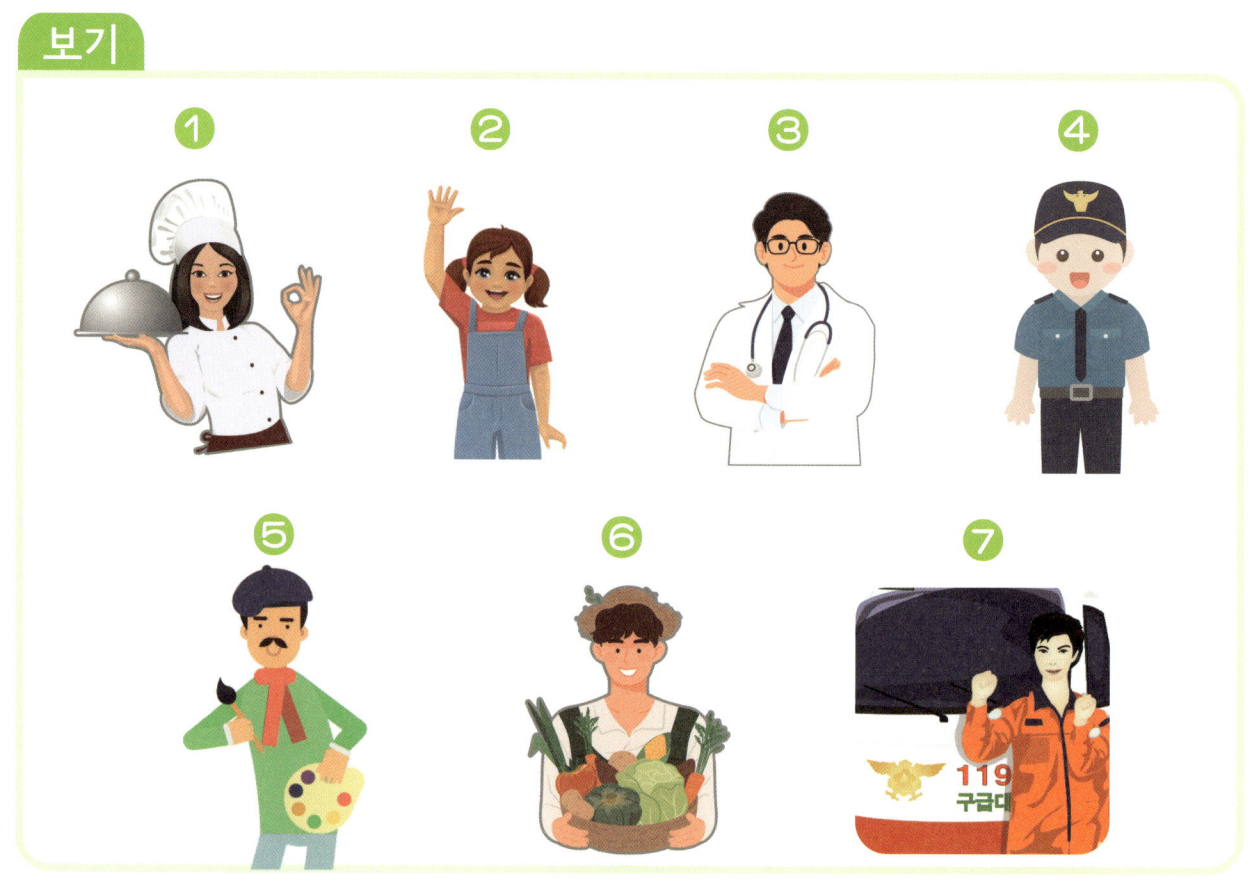

3. 창근이가 길에서 만났던 사람들 중 강아지 옆에 있던 사람은 누구인지 위 보기 에서 찾아 번호를 써 주세요. _____

4. 앞장 그림에서 창근이가 만난 사람을 위 보기 에서 찾아 순서대로 번호를 써 주세요.

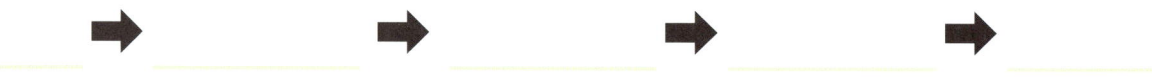

5. 앞장 그림 속의 사람들을 순서대로 기억하기 위해 어떤 방법을 사용했는지 말해 보세요.

거꾸로 글자 찾기

시공간지각능력·언어능력

1. 다음 글자 중 위, 아래를 거꾸로 뒤집어도 소리 내어 읽을 수 있는 글자를 모두 찾아 ○해 주세요.

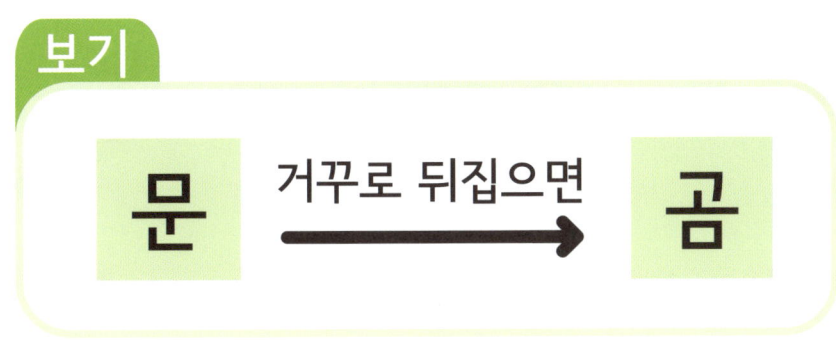

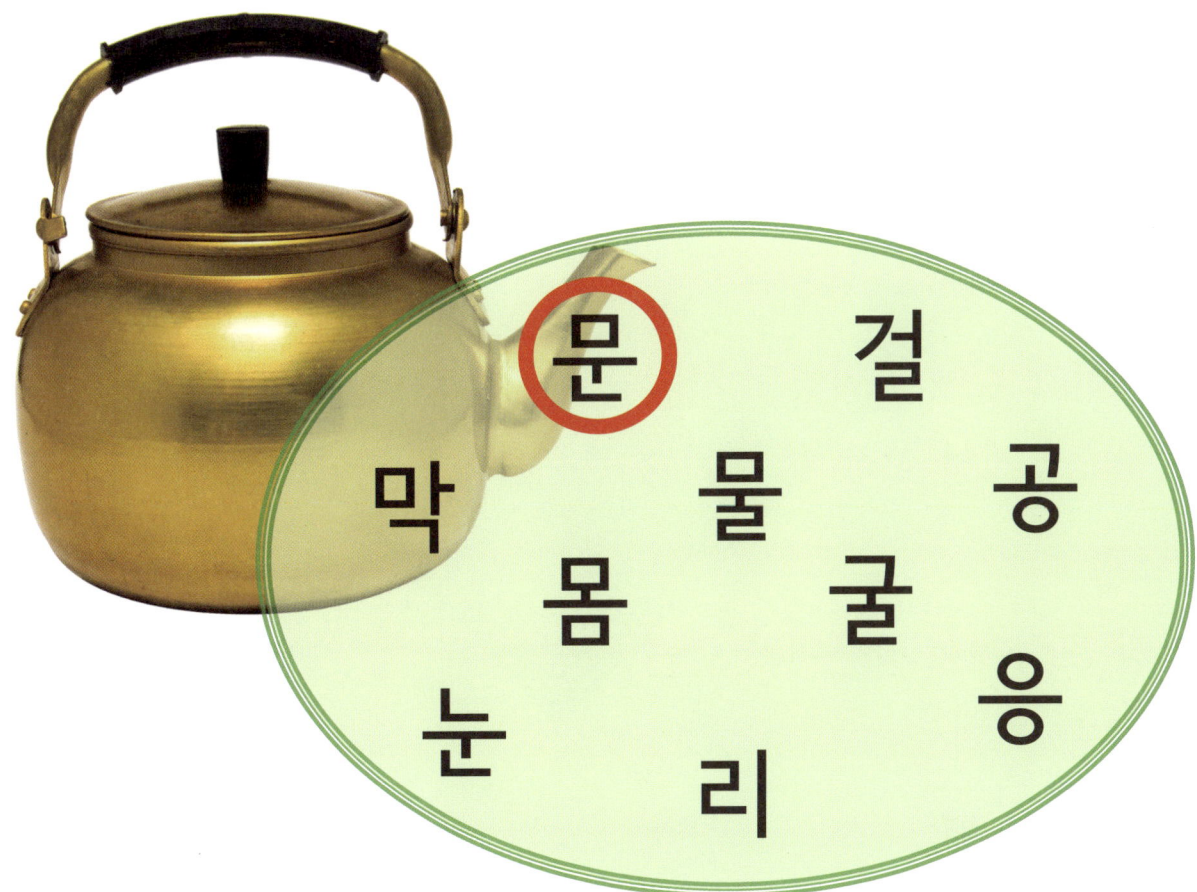

2. 위에서 ○하지 않은 나머지 글자들로 한 단어를 만들어 보세요. (3글자)

답 :

칠교 구성하기

시공간지각능력

1. 부록에서 칠교 조각을 떼어 다음 보기 와 같은 모양을 만들어 보세요.

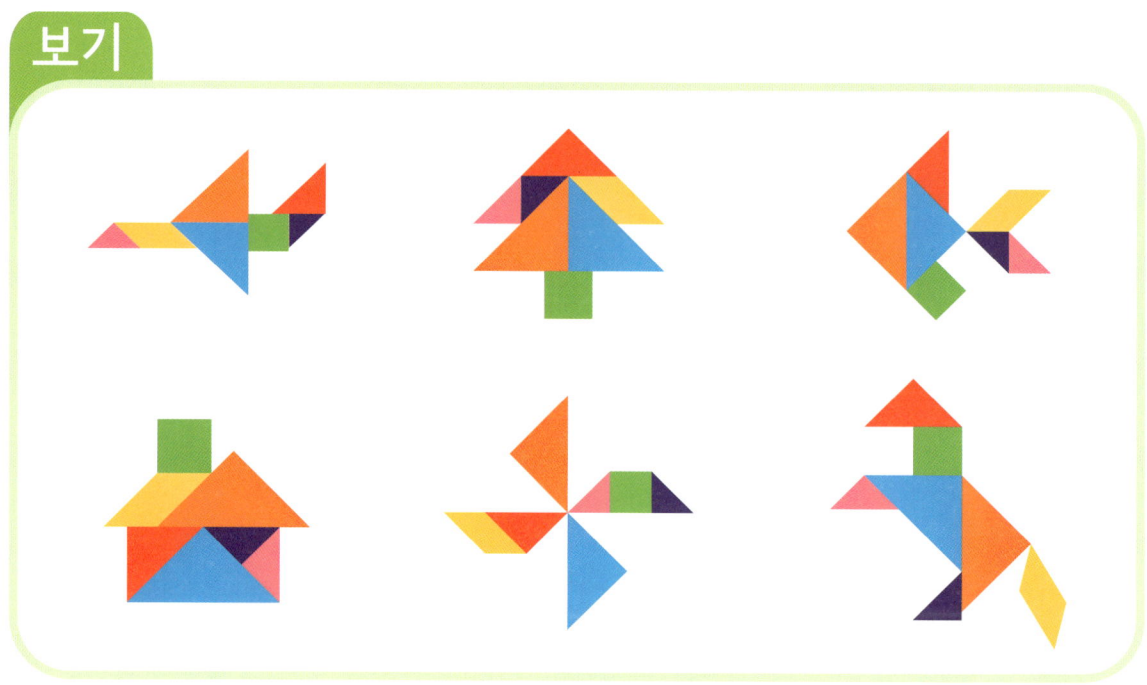

2. 칠교 조각으로 다음의 빈 공간을 채워 보세요.

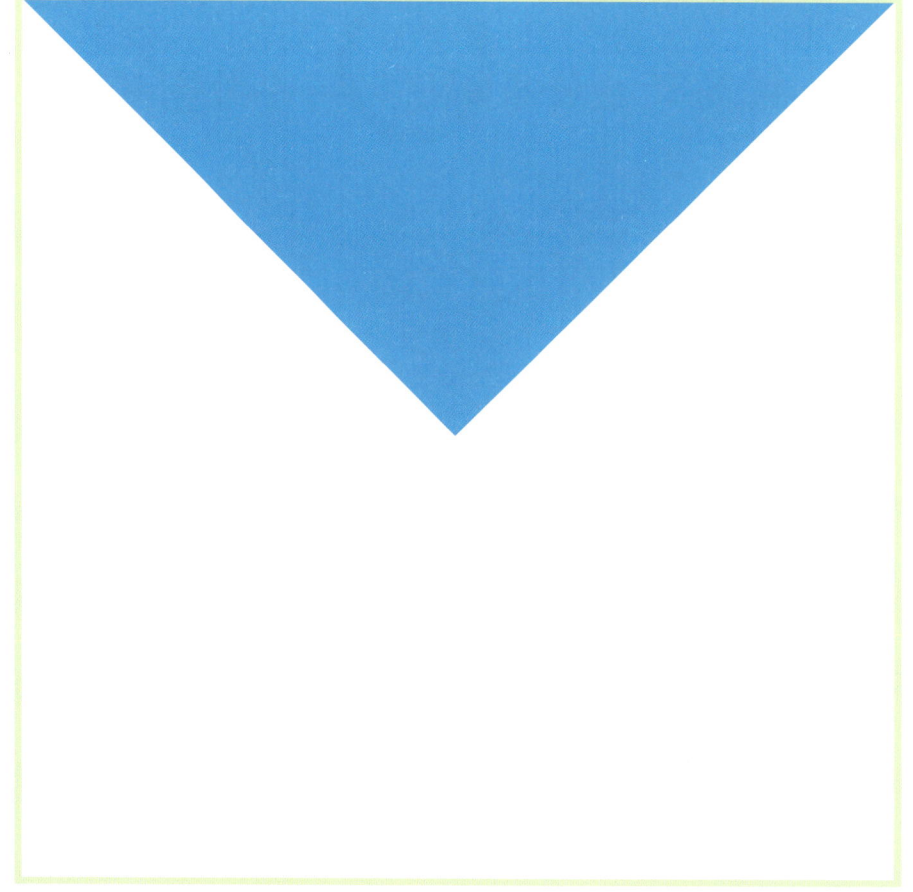

도형 기억하기 ①

기억력

1. 다음의 도형들을 자세히 보고 아래 빈칸에 그대로 그려 보세요.

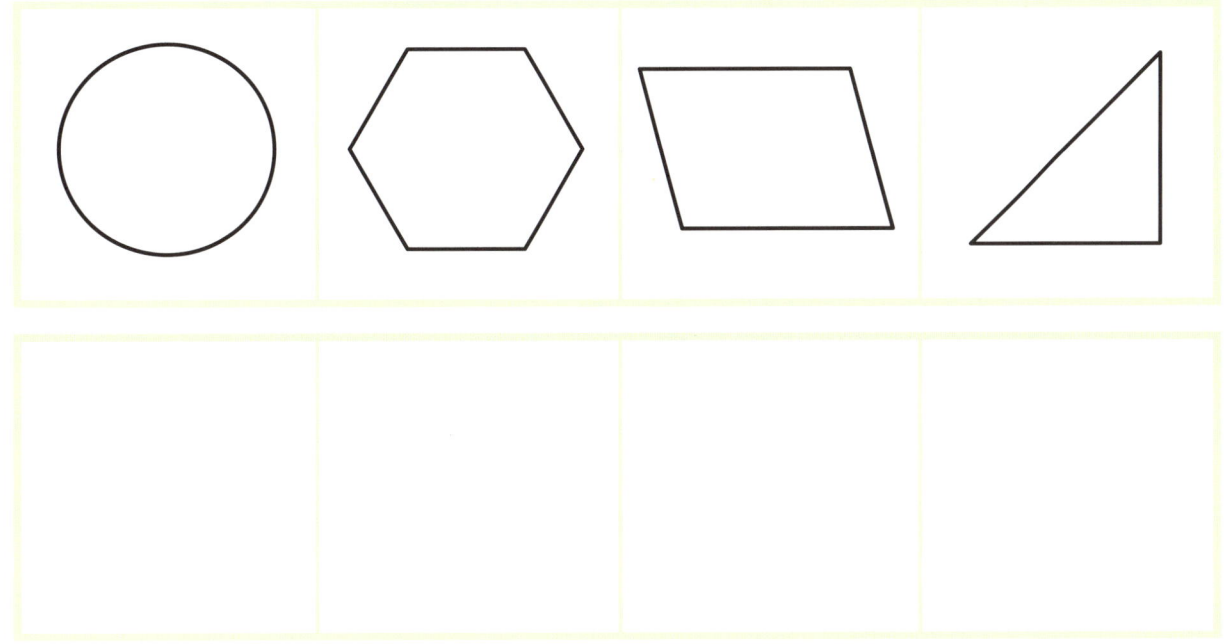

💡 위 도형을 순서대로 잘 기억하려면 어떤 방법을 사용하면 좋을지 생각해 보고 기억해 주세요.

2. 아래 수식을 잘 보고 각 도형에 해당하는 숫자를 써 보세요.

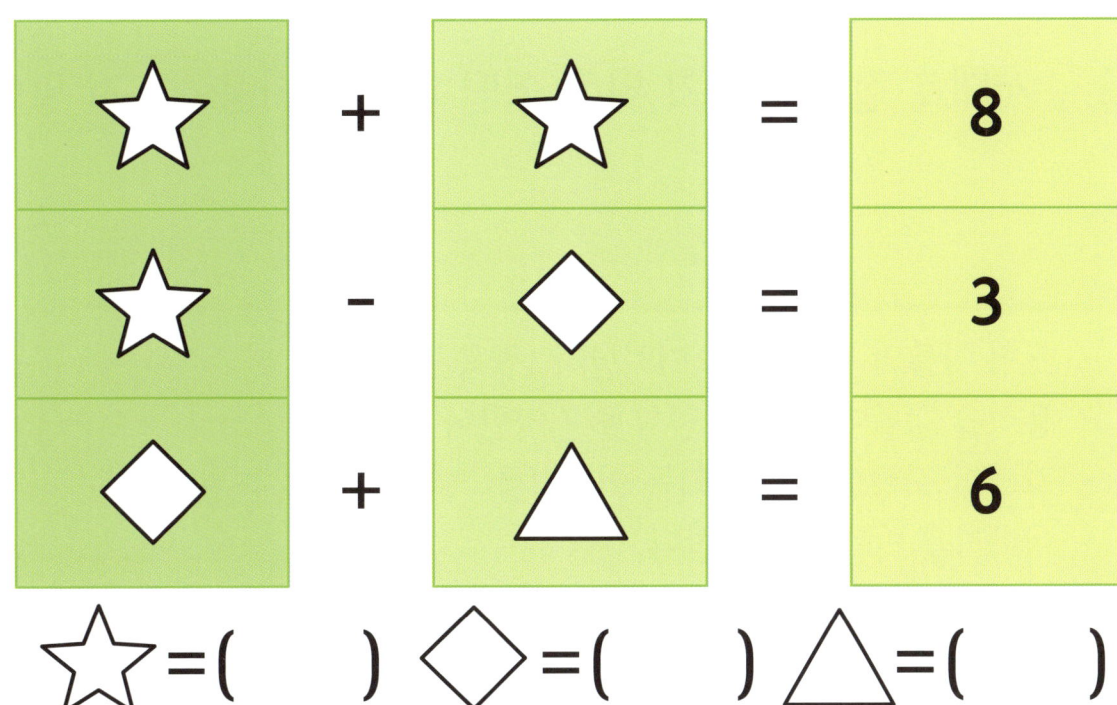

도형 기억하기 ②

기억력

3. 앞장에서 그렸던 모양 4개를 찾아 ○해 보고, 아래 빈칸에 순서대로 그려 보세요.

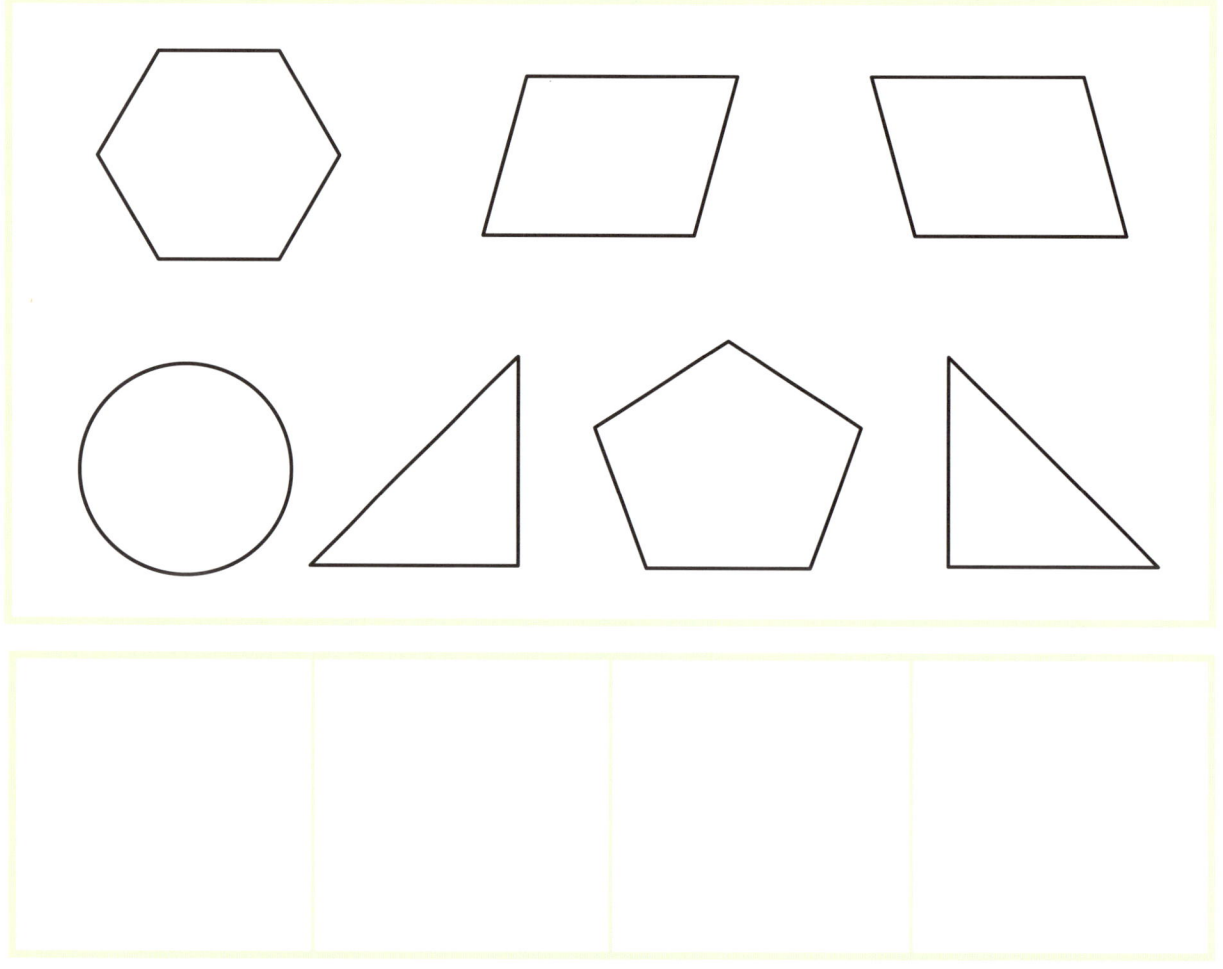

4. 도형들을 순서대로 잘 기억하기 위해 어떤 방법을 사용했는지 말해 보세요.

- 도형 이름의 첫 글자로 기억한다.(원육사삼)
- 동작을 곁들여 도형의 방향을 기억한다.
- 각각의 도형으로 연상되는 이미지를 기억한다.(○ → 눈사람)
- 이야기를 만들어 기억한다.
  (동그란 항아리를 열었더니 벌꿀 집이 있네! 절편을 찍어 먹고 냅킨으로 입을 닦았지.)

다른 부분 찾기 (생선 가게)

주의집중력

다음 두 그림을 보고 서로 다른 부분을 찾아 2번 그림에 ○해 주세요.
(8군데)

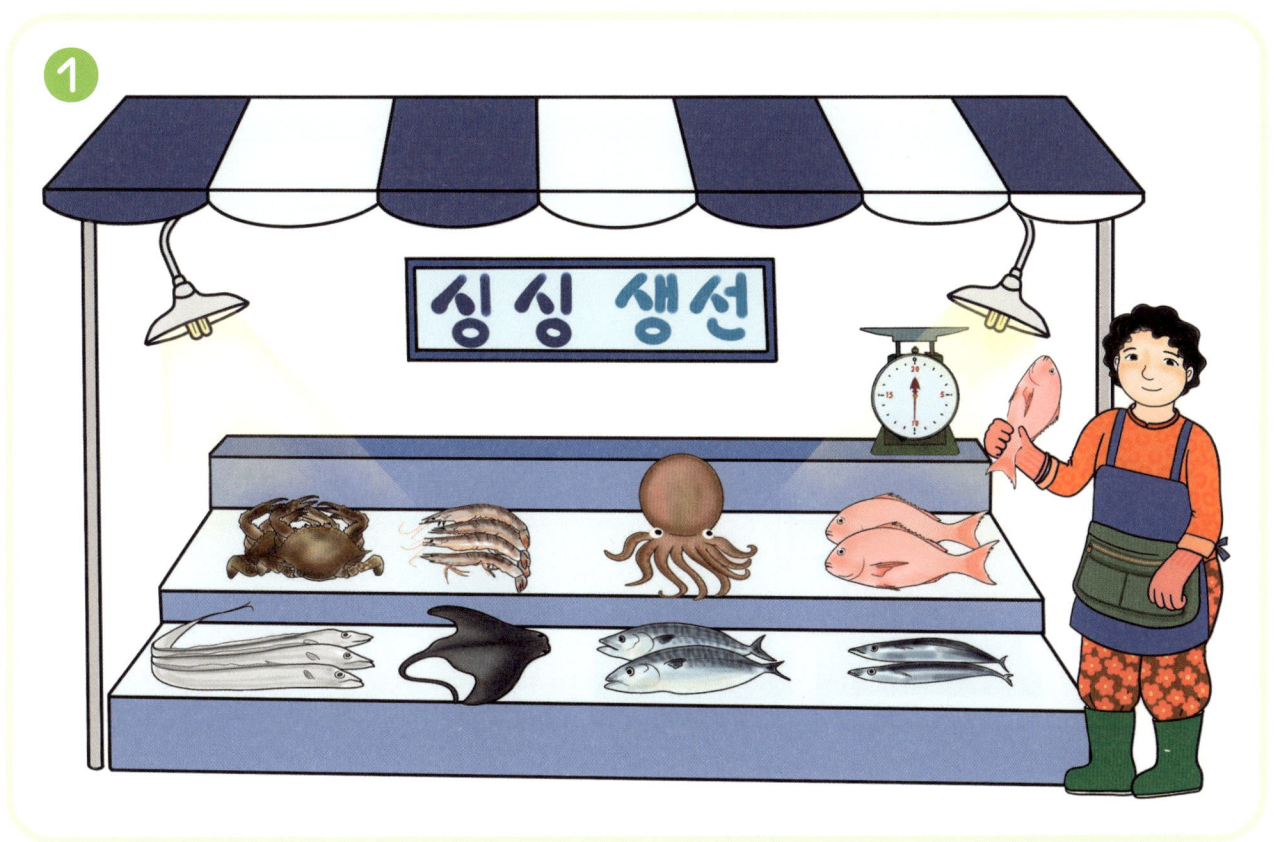

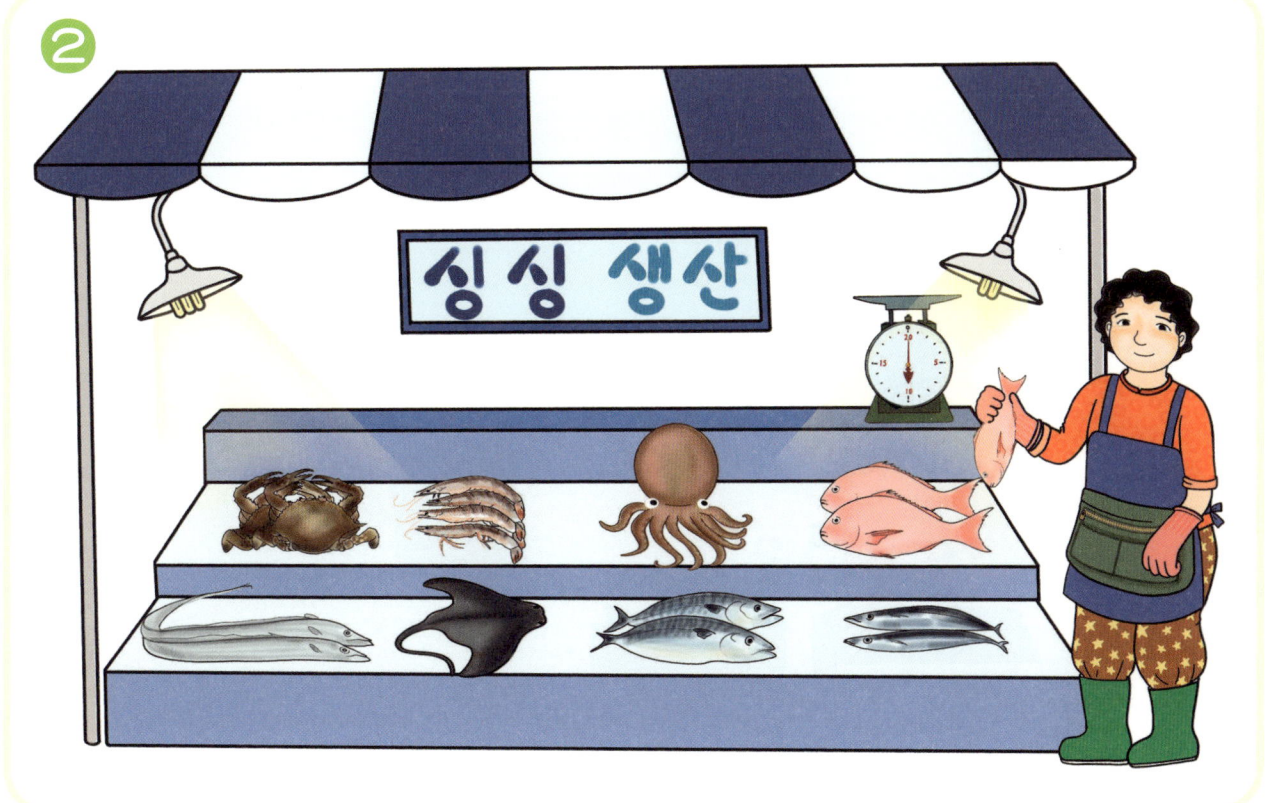

날짜 퀴즈

언어능력·지남력

다음은 김옥례 여사님의 주요 일정들입니다. 힌트 단어들을 보고 □안에 들어갈 글자를 순서대로 연결하여, 그날이 며칠인지 적어 보세요.

[일정 1]. 이민 간 오빠의 귀국일 (공항 마중)

조 □ 모사

□ 기예보

□ 레절레

답: 월   일

[일정 2]. 여행 출발일 (고향 친구들과 2박 3일 여행)

□ 화문

□ 숭아

□ 세미인

답: 월   일

[일정 3]. 외손녀 결혼식

화 □ 장터

□ 둥번개

근검 □ 약

답: 월   일

나이 추측하기

사고력

다음 고말숙 여사의 이야기를 잘 읽고 답해 보세요.

10년이면 강산도 바뀐다는데, 고말숙 여사는 강산이 일곱 번 바뀌는 동안 부산에서 쭉 살았습니다. 1950년 6.25 전쟁이 터지던 해에 어머니는 다음과 같이 말씀하셨습니다.
"말숙아, 너도 이제 열 살이니 잘 기억하거라. 혹시 엄마를 놓치면 부산 영도다리에서 만나자!"

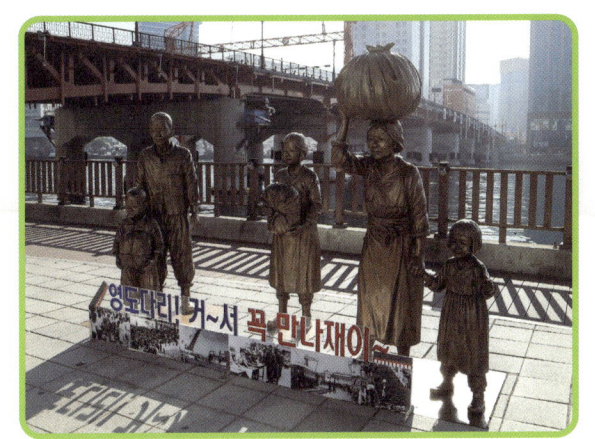

1. 2023년도 기준으로 고말숙 여사는 몇 살인지 가장 근접한 연령대를 찾아 번호에 ○해 주세요.

    ❶ 60대 후반   ❷ 70대 초반   ❸ 80대 초반   ❹ 90대 초반

2. 다음 안내문을 보고, 부산의 영도다리가 원래의 모습대로 원상복귀되는 시각을 아래 시계 그림에 시침과 분침으로 바르게 그려 보세요.

> **안내** 부산 영도대교 도개(올라갔다 내려가는)시간 : 매주 토요일 오후 2시부터 15분간

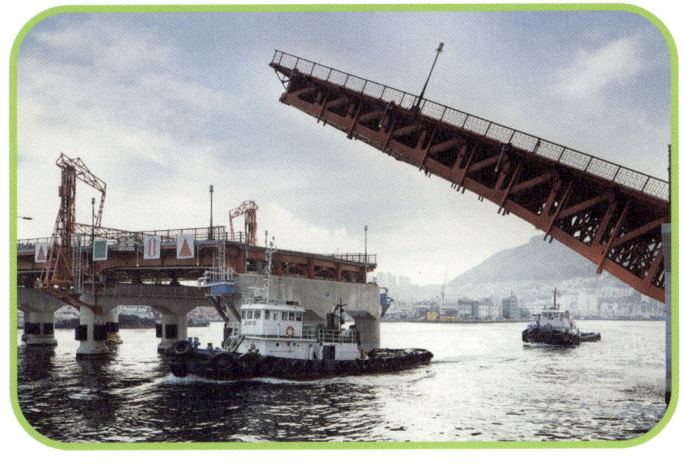
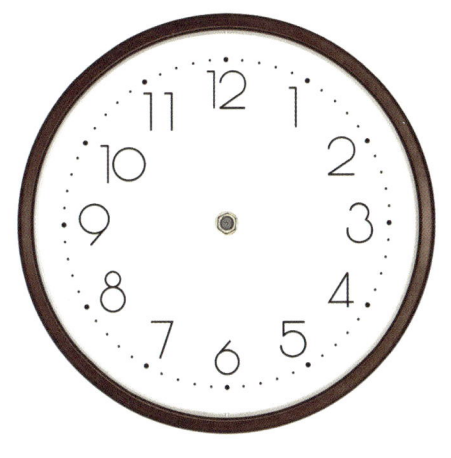

첫 글자가 같은 단어 쓰기

언어능력

보기와 같이 주어진 각각의 단어와 첫 글자가 같은 단어들을 □안에 생각나는 대로 써 보세요. (1분 동안)

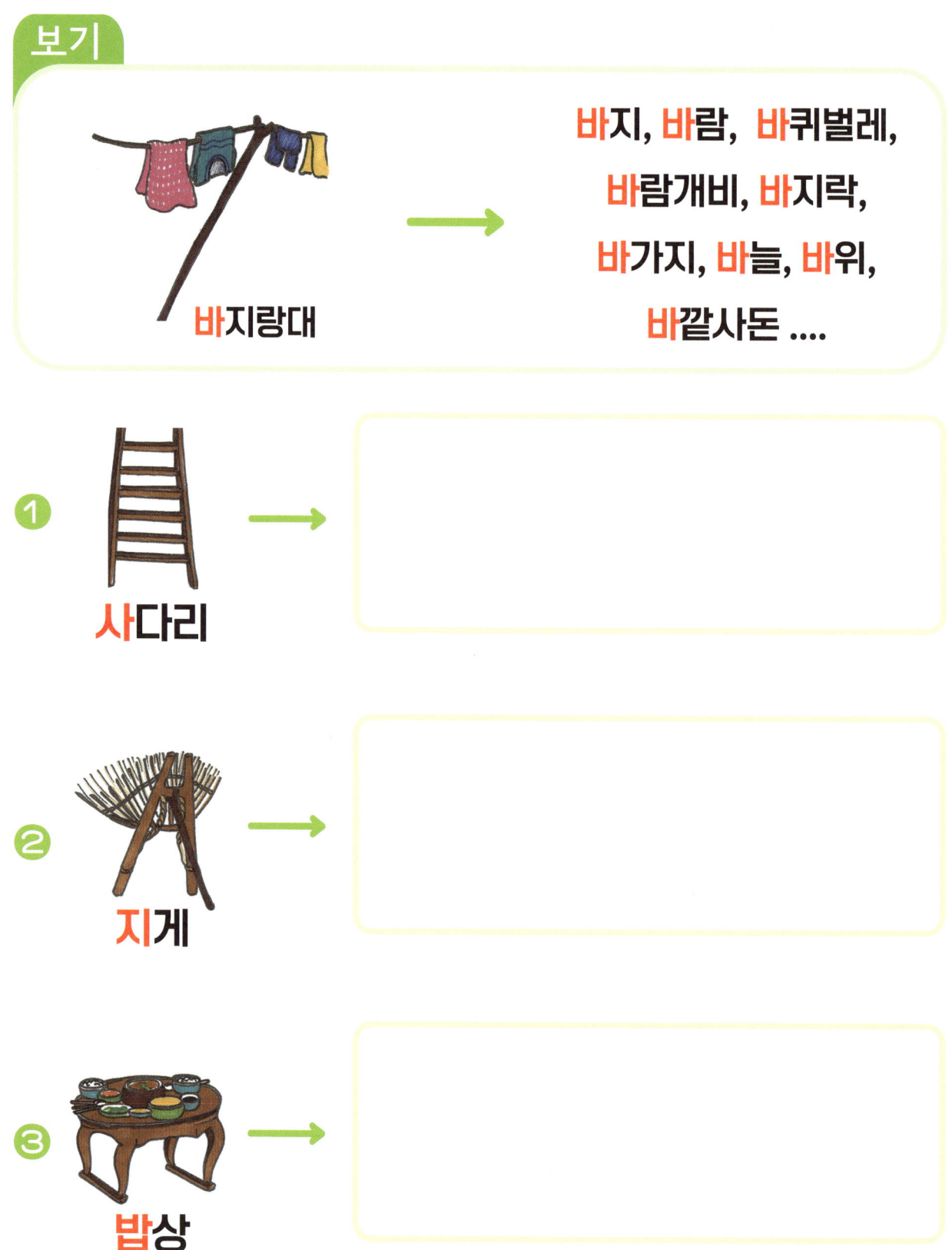

속담 연상 퀴즈

1. 다음 그림을 보고 연상되는 속담을 완성해 보세요.

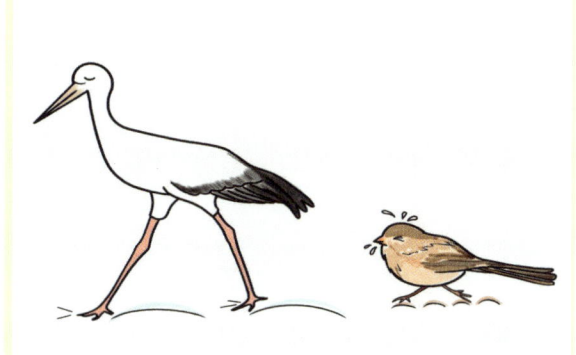

뱁새가 황새를 따라가면 다리가 찢어진다.

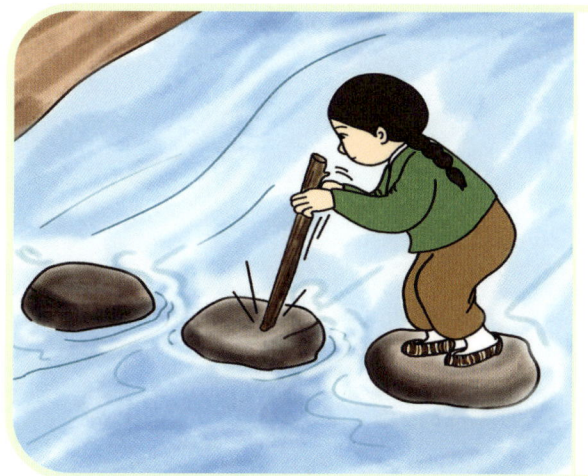

돌다리도 _____

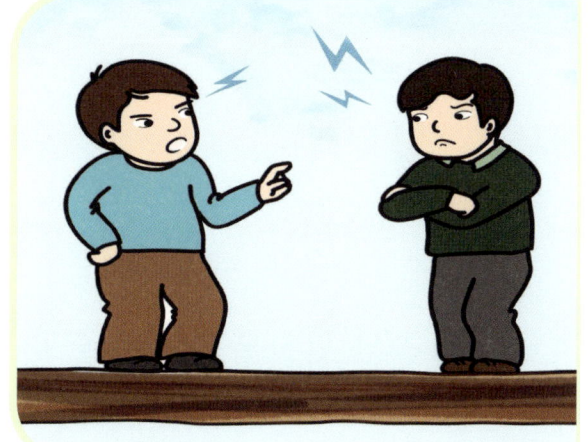

원수는 _____

2. 위의 세 가지 속담에 공통으로 등장하는 단어는 무엇인가요?

답 : ☐☐

다리 퀴즈

지남력

1. 세 친구가 주말에 여행 다녀온 곳을 이야기하고 있습니다. 대화 내용을 소리 내어 읽어 보세요.

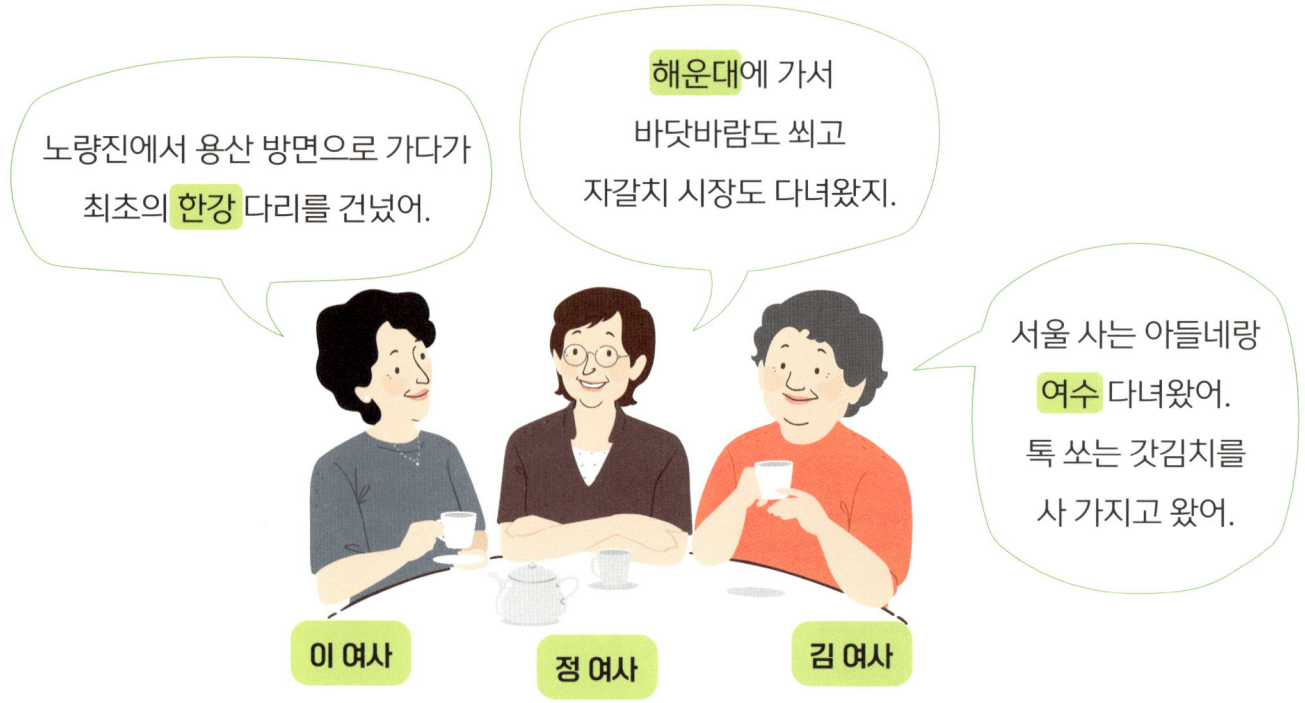

2. 위 대화 내용을 참고하여 지도에 표기된 다리들 중 알맞은 다리를 찾아 빈칸에 써 보세요.

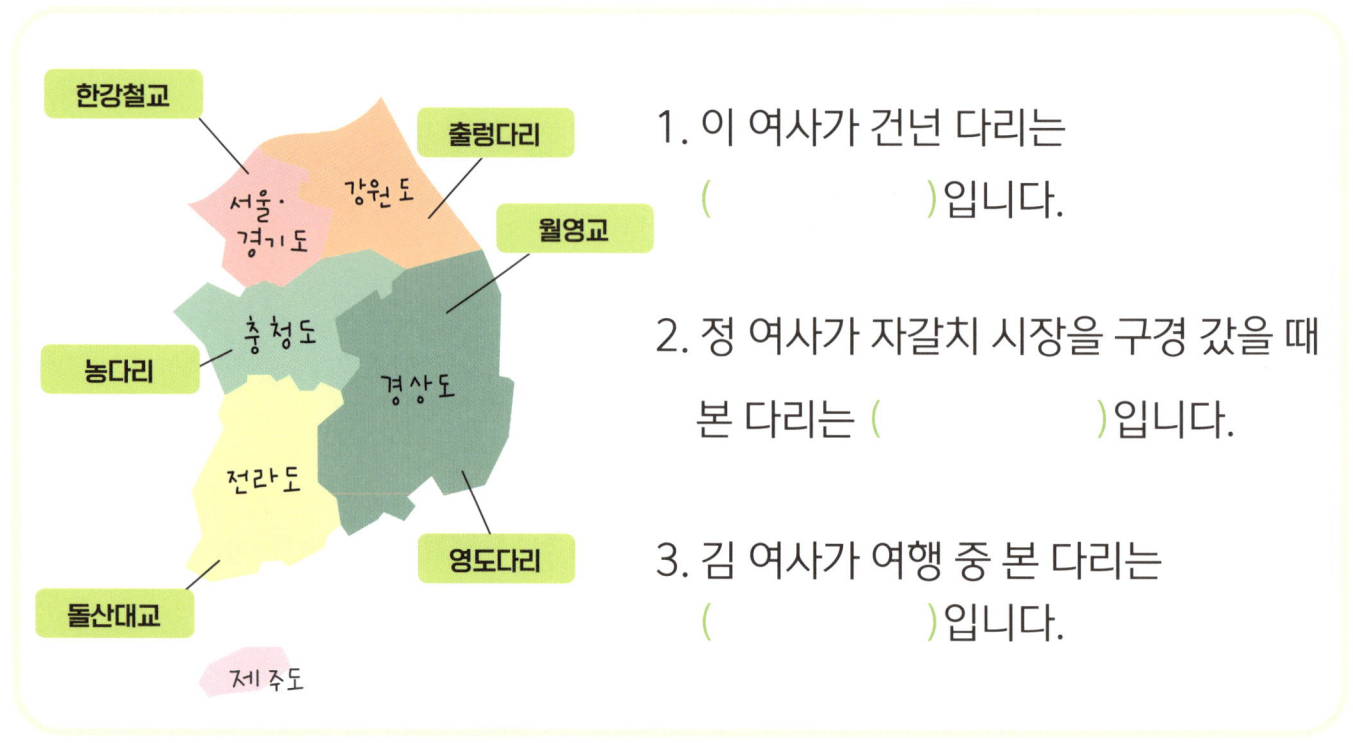

1. 이 여사가 건넌 다리는 (　　　　)입니다.

2. 정 여사가 자갈치 시장을 구경 갔을 때 본 다리는 (　　　　)입니다.

3. 김 여사가 여행 중 본 다리는 (　　　　)입니다.

뒤죽박죽 속담 고치기

다음 보기 와 같이 속담의 잘못된 부분을 바르게 고쳐 보세요.

썩어도 멸치 → 썩어도 준치

1. 가는 날이 생일날이다.
   →

2. 한라산도 식후경
   →

3. 기왕이면 다홍 저고리
   →

4. 예쁜 놈 떡 하나 더 준다.
   →

5. 떡 줄 사람은 생각도 안 하는데 고깃국부터 마신다.
   →

6. 한 길 물속은 알아도 열 길 사람 속은 모른다.
   →

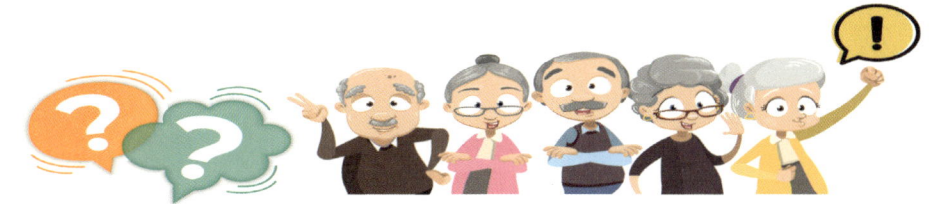

두부 수 세기

시공간지각능력·계산력

1. 두부 가게 세 곳에 다음과 같이 두부가 있습니다. 그림을 잘 보고 각각 몇 모인지 적어 보세요.

김 씨네	한 씨네	홍 씨네
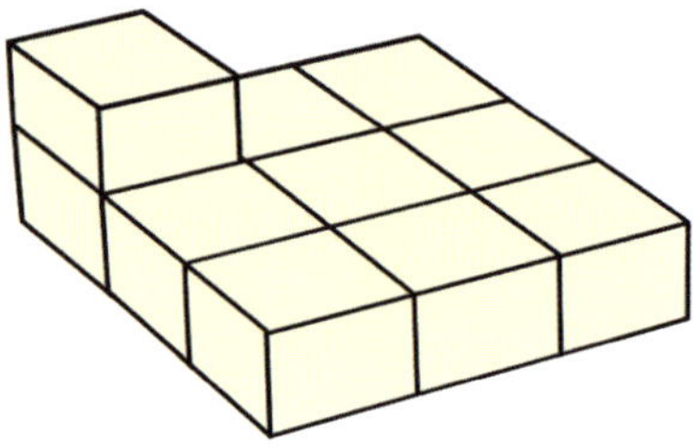 모	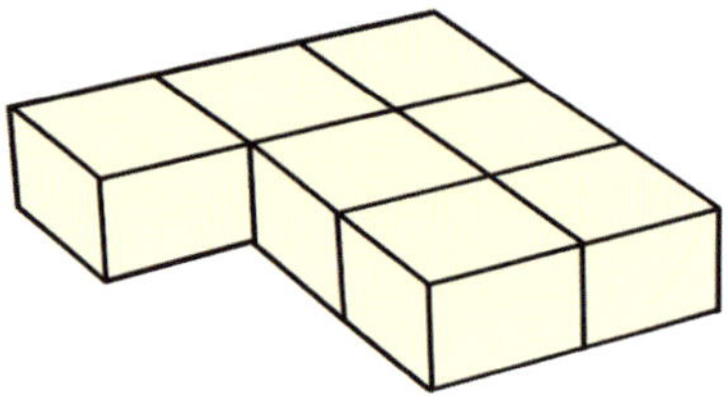 모	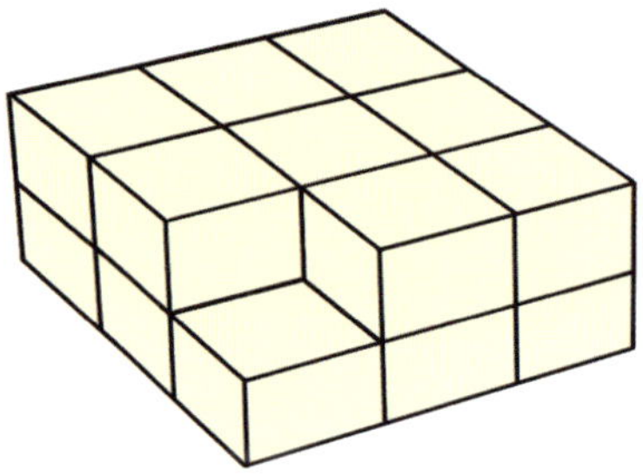 모

2. 두부 25모를 가게 두 곳에서 사려면, 어느 가게를 가야 할까요?

,

3. 김 씨네는 오늘 두부를 9모씩 4단을 쌓고 장사를 시작했습니다. 위 그림처럼 남았다면 오늘 모두 몇 모를 팔았나요?

모

음식값 계산하기

계 산 력

다음 메뉴판을 잘 보고 답해 보세요.

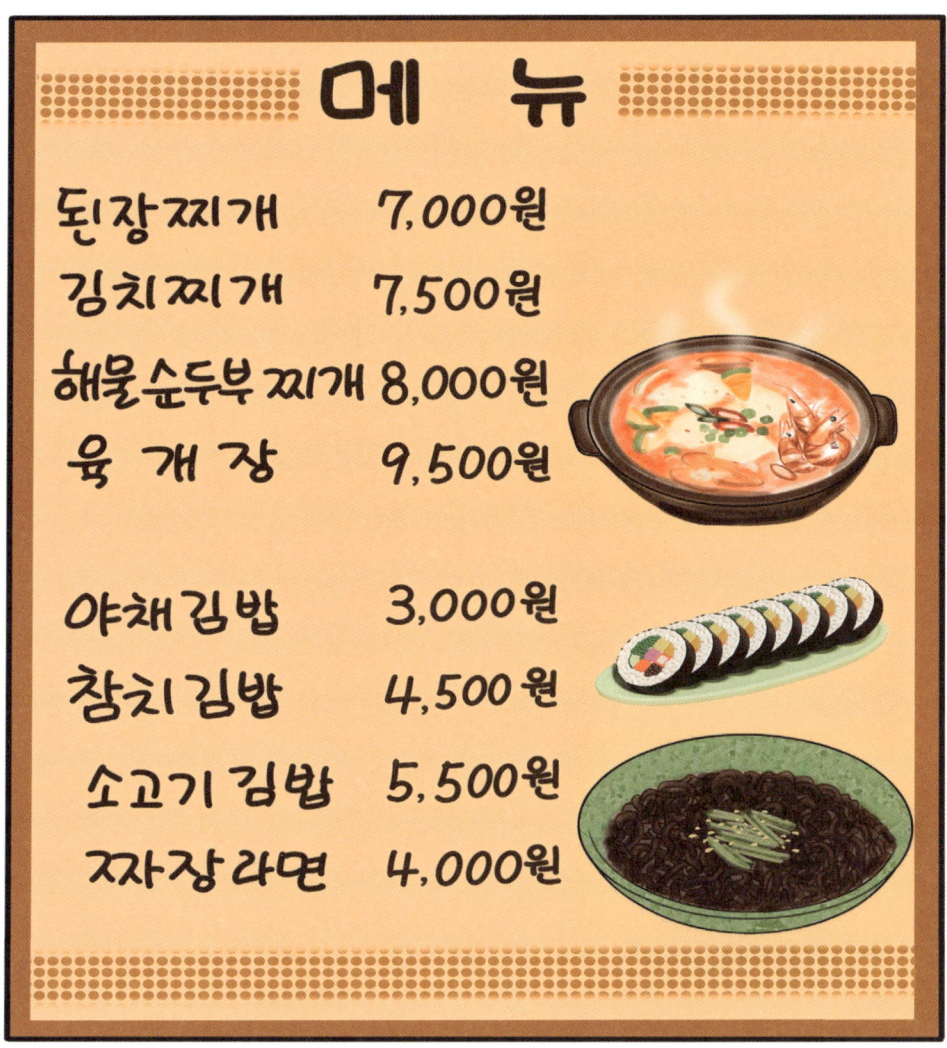

1. 국물 음식 메뉴 중 가장 비싼 음식과 가장 싼 음식의 가격의 차이는 얼마인가요?   원

2. 김밥 한 가지와 해산물이 주재료인 찌개를 먹고 12,500원을 지불했다면 어떤 메뉴의 음식을 먹었을까요?

　　　　　　　　　　　　　　　김밥　　　　　　　　　　찌개

3. 서로 다른 2개 메뉴로 합계가 15,000원이 되는 경우를 모두 적어 보세요.

김 여사를 찾아라!

주의집중력

보기의 조각 그림 힌트를 잘 보고 김 여사의 전체 모습을 찾아 ○해 주세요.

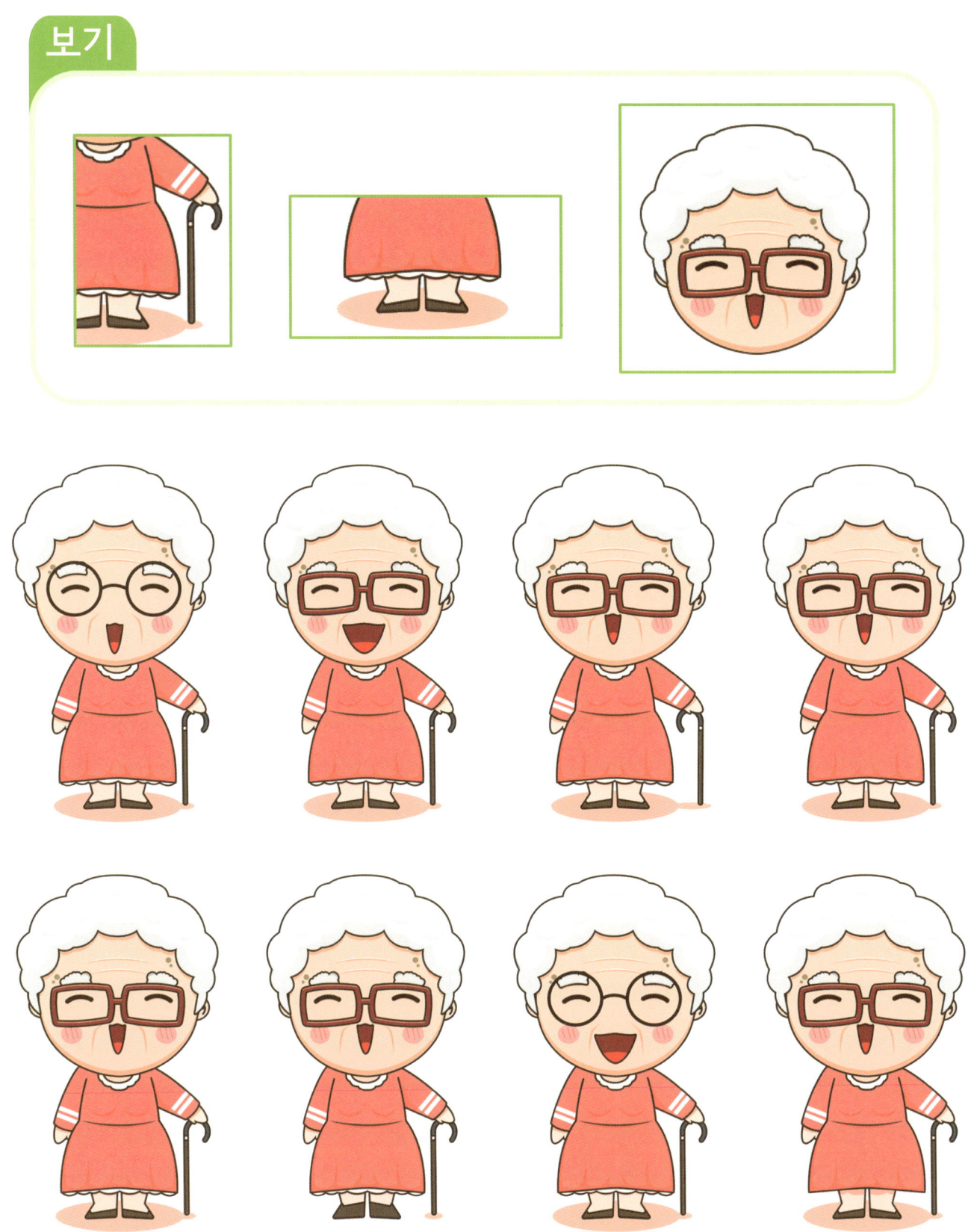

할인가 계산하기

계산력·기억력

최 여사가 마트에서 특별 할인가로 아래와 같이 채소들을 샀습니다.

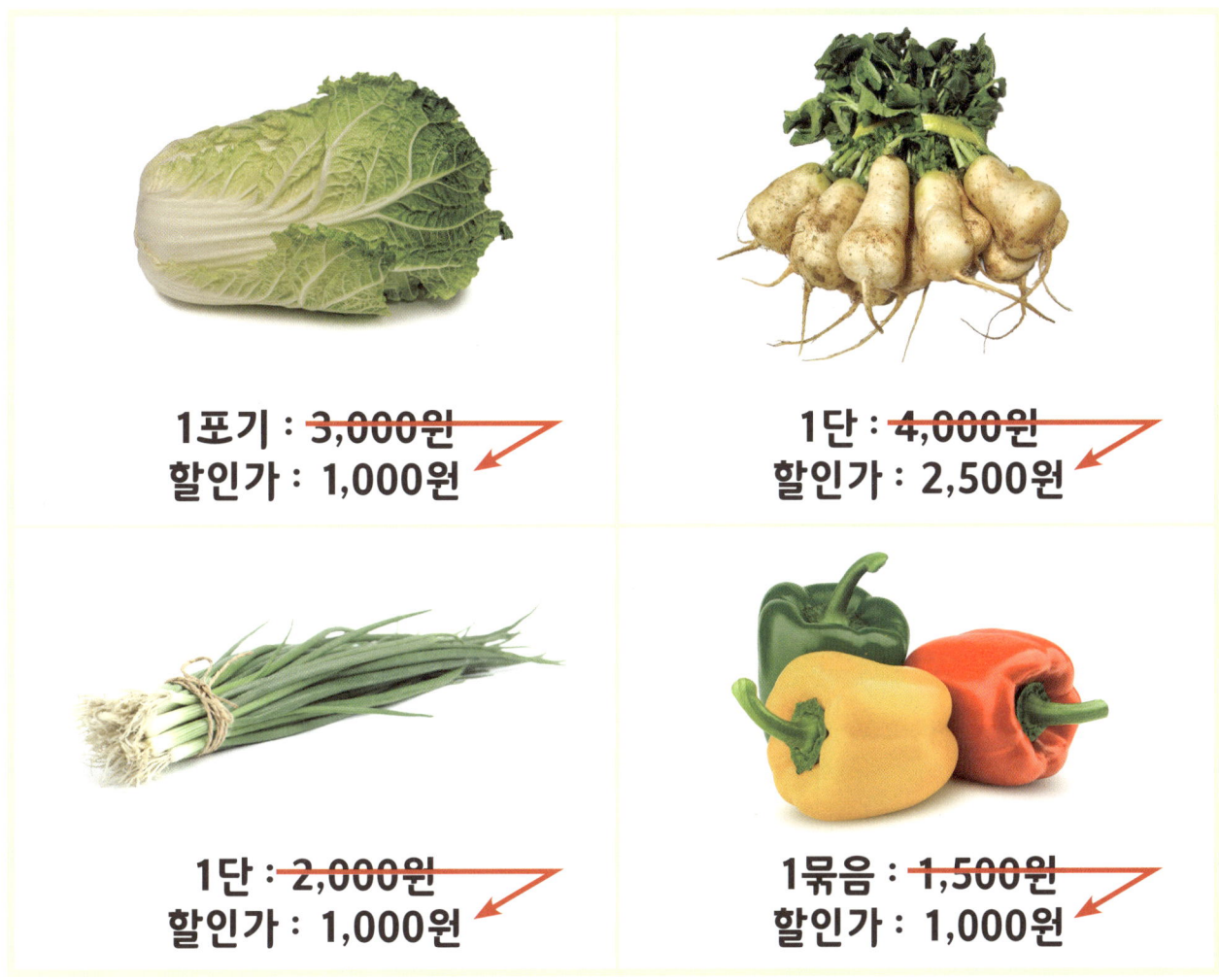

1. 채소 값으로 지불한 금액은 모두 얼마입니까?

    _____ 원

2. 할인받은 금액은 모두 얼마인가요?

    _____ 원

3. 할인 금액이 가장 큰 채소는 무엇입니까?

    _____

💡 위 품목을 다시 한번 잘 보고 기억해 주세요.
   (다음 장으로 넘겨 주세요.)

구매 품목 기억하기

기억력

4. 앞장에 나왔던 품목이 아닌 것을 모두 찾아 ○해 보세요.
   (※앞장을 보지 않고 답해 보세요.)

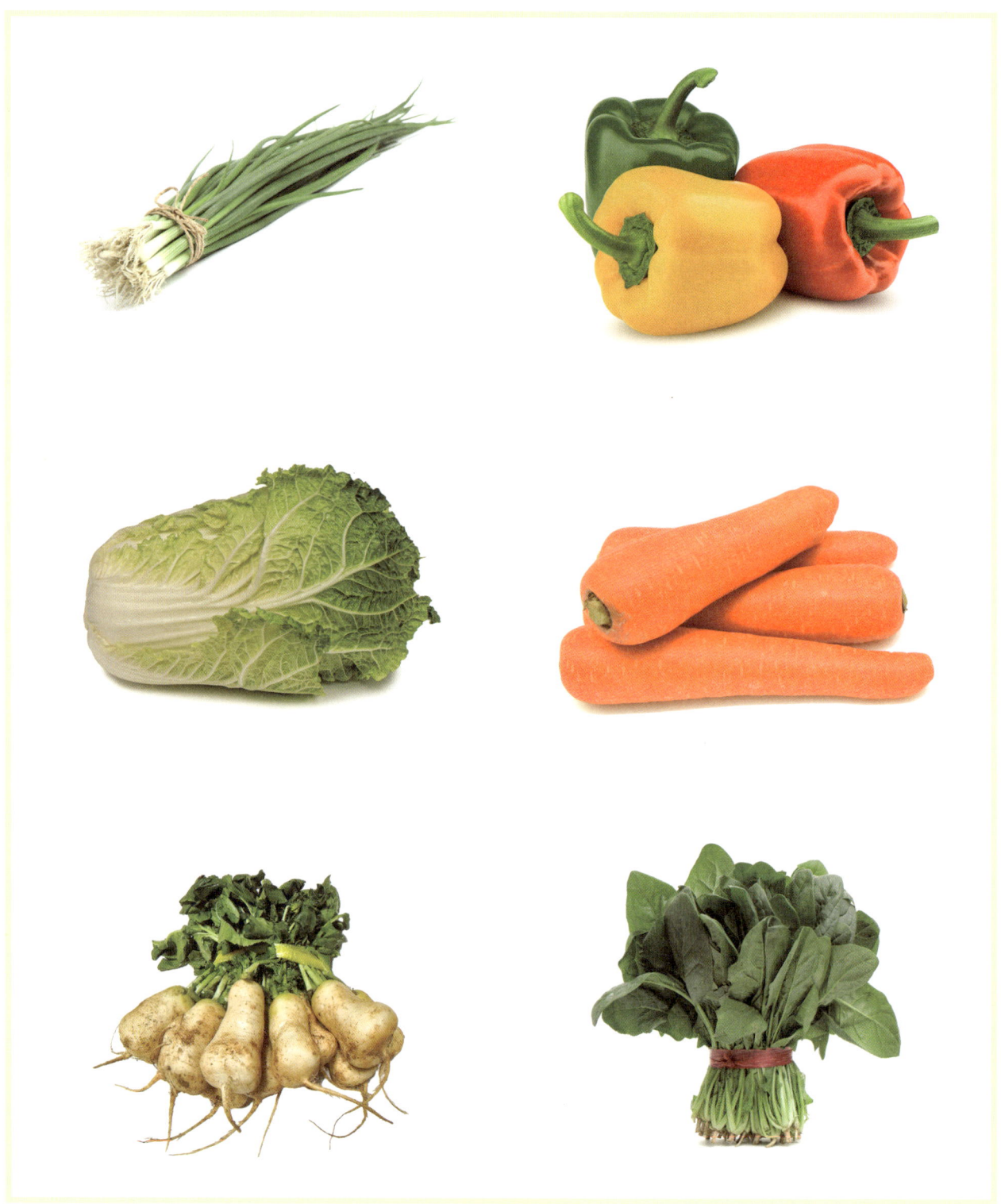

본색 찾기 I

사고력

다음 그림은 실물과 다르게 색이 입혀져 있습니다. 실제 사물의 색이 서로 같은 것끼리 연결해 보세요.

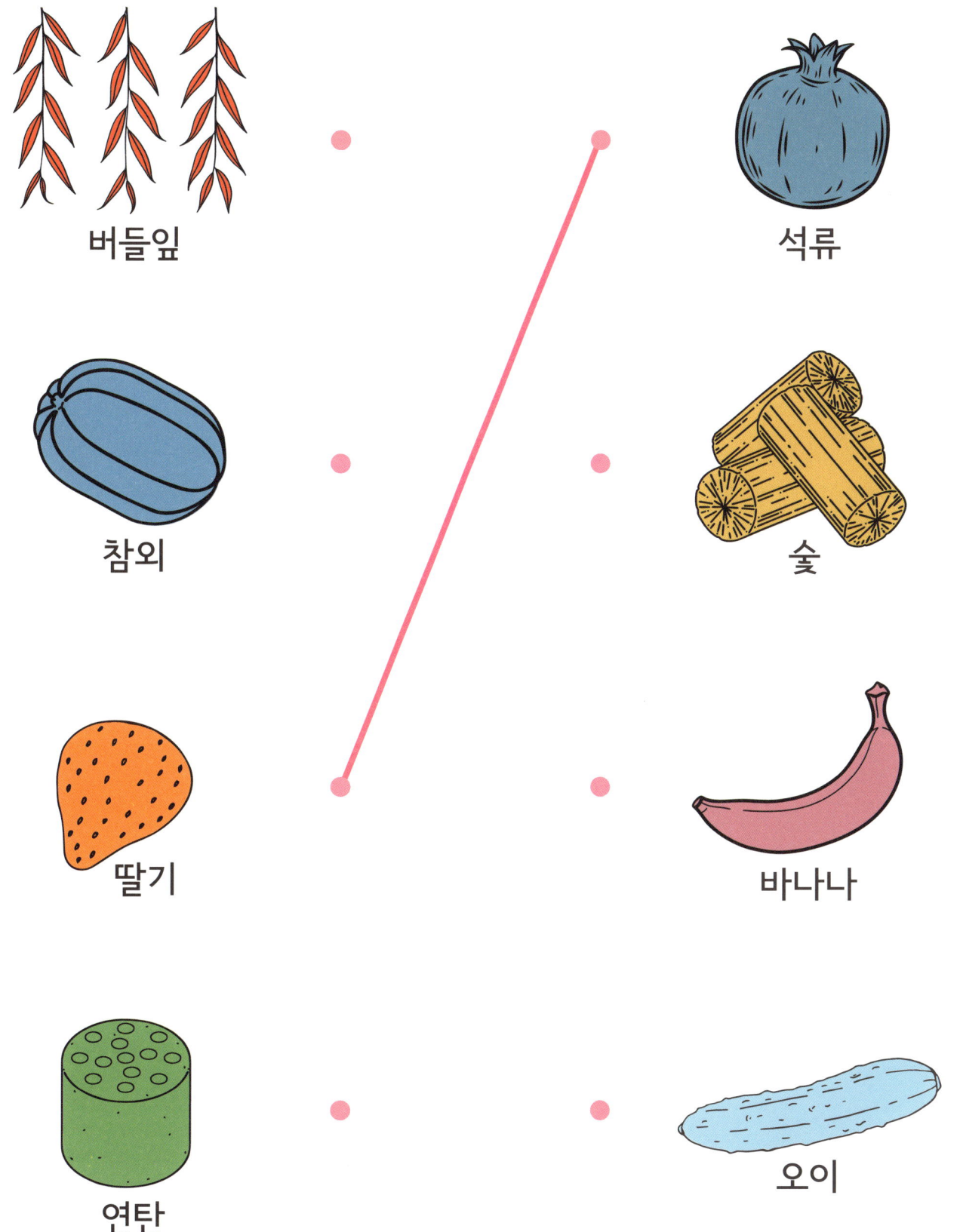

반대말

언어능력

다음 보기 와 같이 서로 반대되는 말을 빈칸에 적어 보세요.

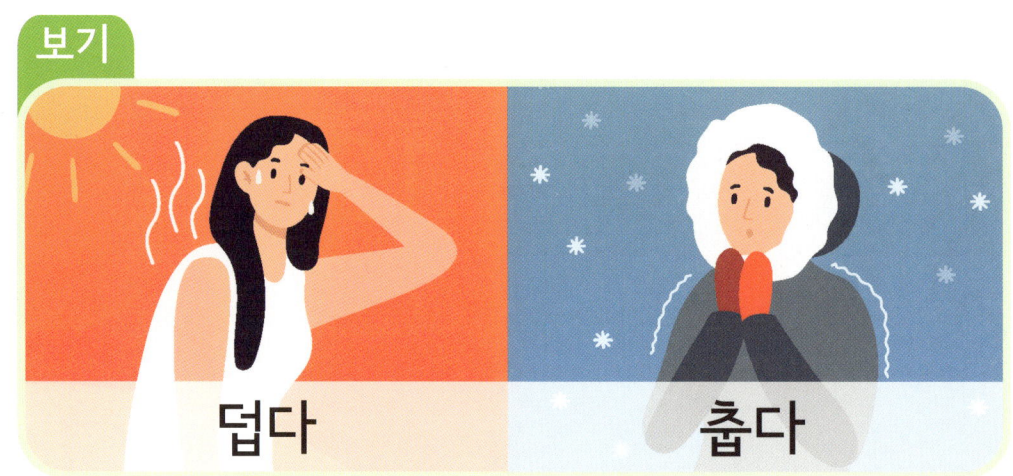

보기: 덥다 ↔ 춥다

#		
1	크다	
2		싫다
3	무겁다	
4	밝다	
5		짧다
6		적다
7	멀다	
8	강하다	
9		좁다
10	굵다	

그림 보고 계산하기

계산력

다음 □안에 어떤 숫자가 들어가야 하는지 계산하여 적어 보세요.

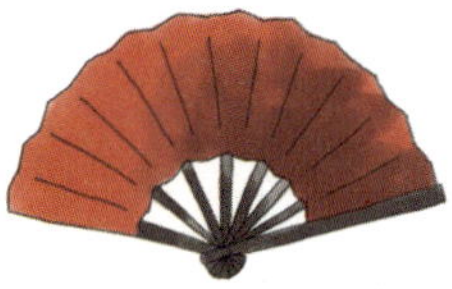

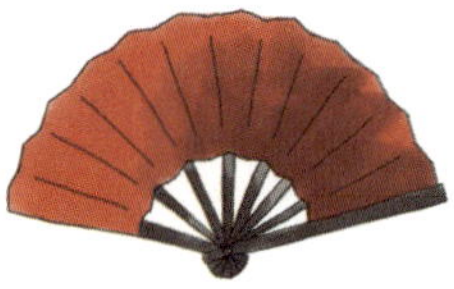

🪭 + 🪭 = 12

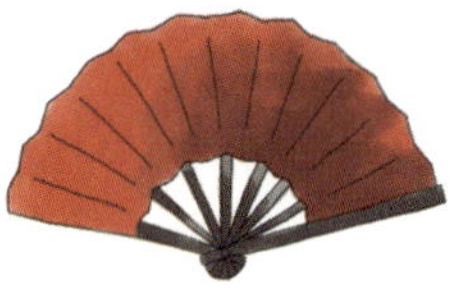

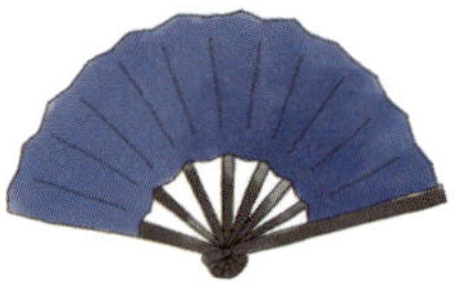

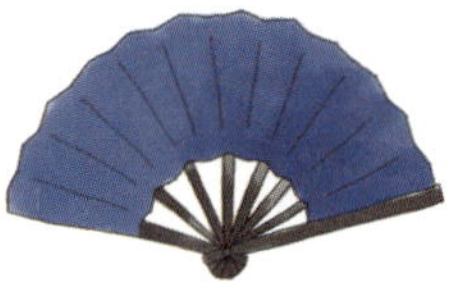

🪭 + 🪭 + 🪭 = 14

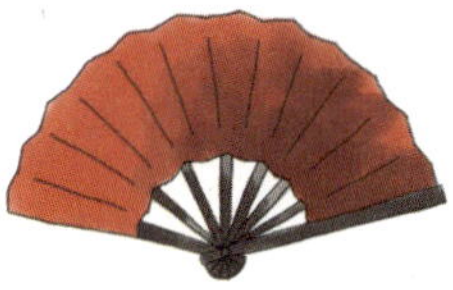

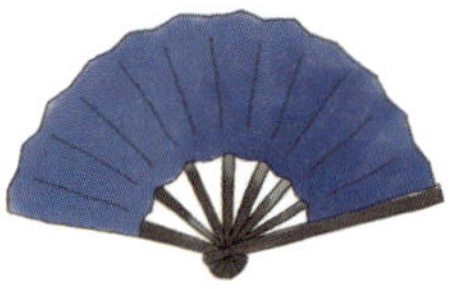

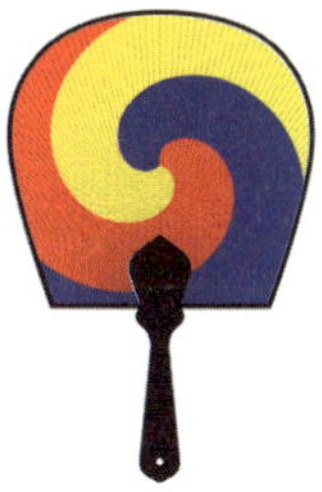

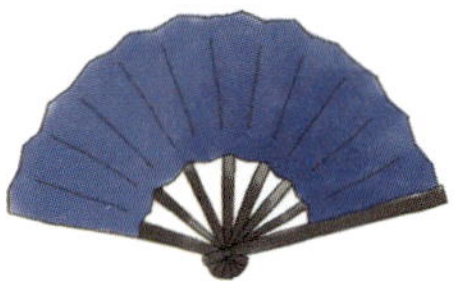

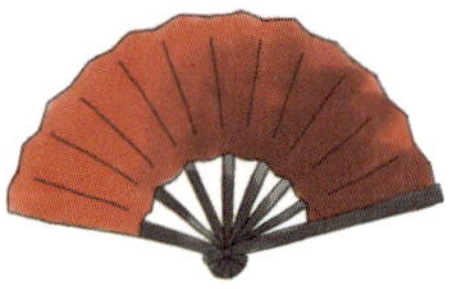

🪭 = **6**   🪭 = **4**

🪭 − 🪭 + 🪭 = 11

🪭 = **9**

🪭 + 🪭 + 🪭 = **19**

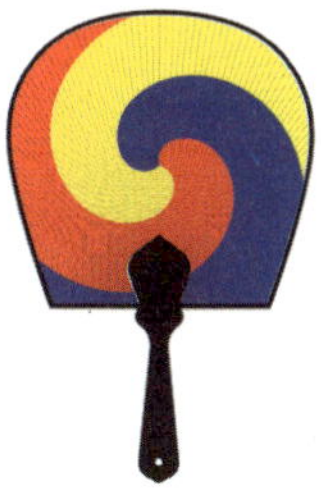

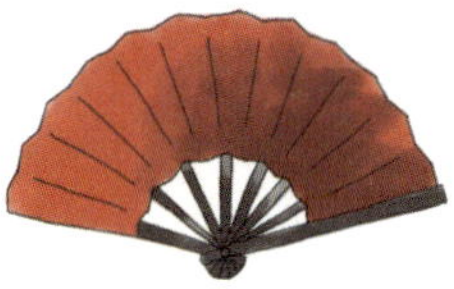

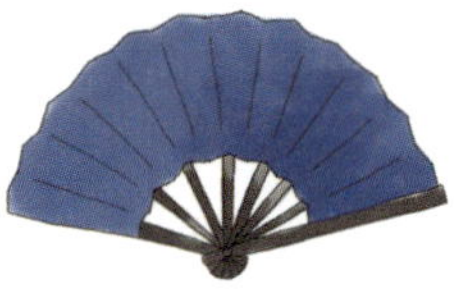

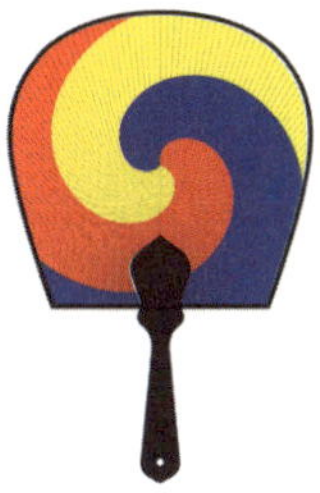

무게 계산하기

계산력

저울에 과일들이 올려져 있습니다. 저울의 숫자를 잘 보고 각각 1개의 과일 무게를 계산하여 아래 빈칸에 적어 보세요.

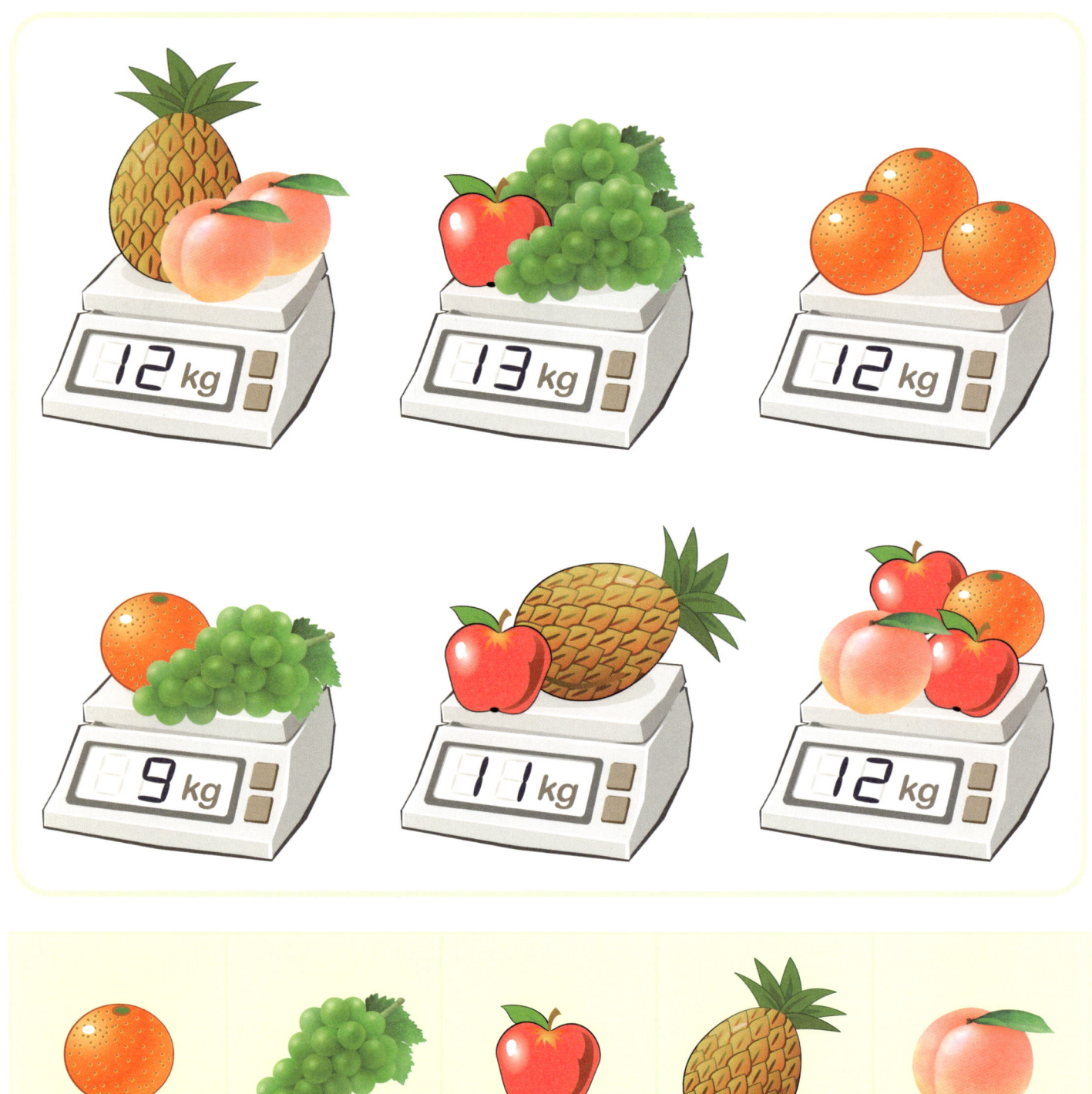

번호 따라 그리기

주의집중력

1부터 숫자들을 순서대로 따라가며 선을 그어 보고 어떤 동물이 나오는지 말해 보세요.

답 : _____

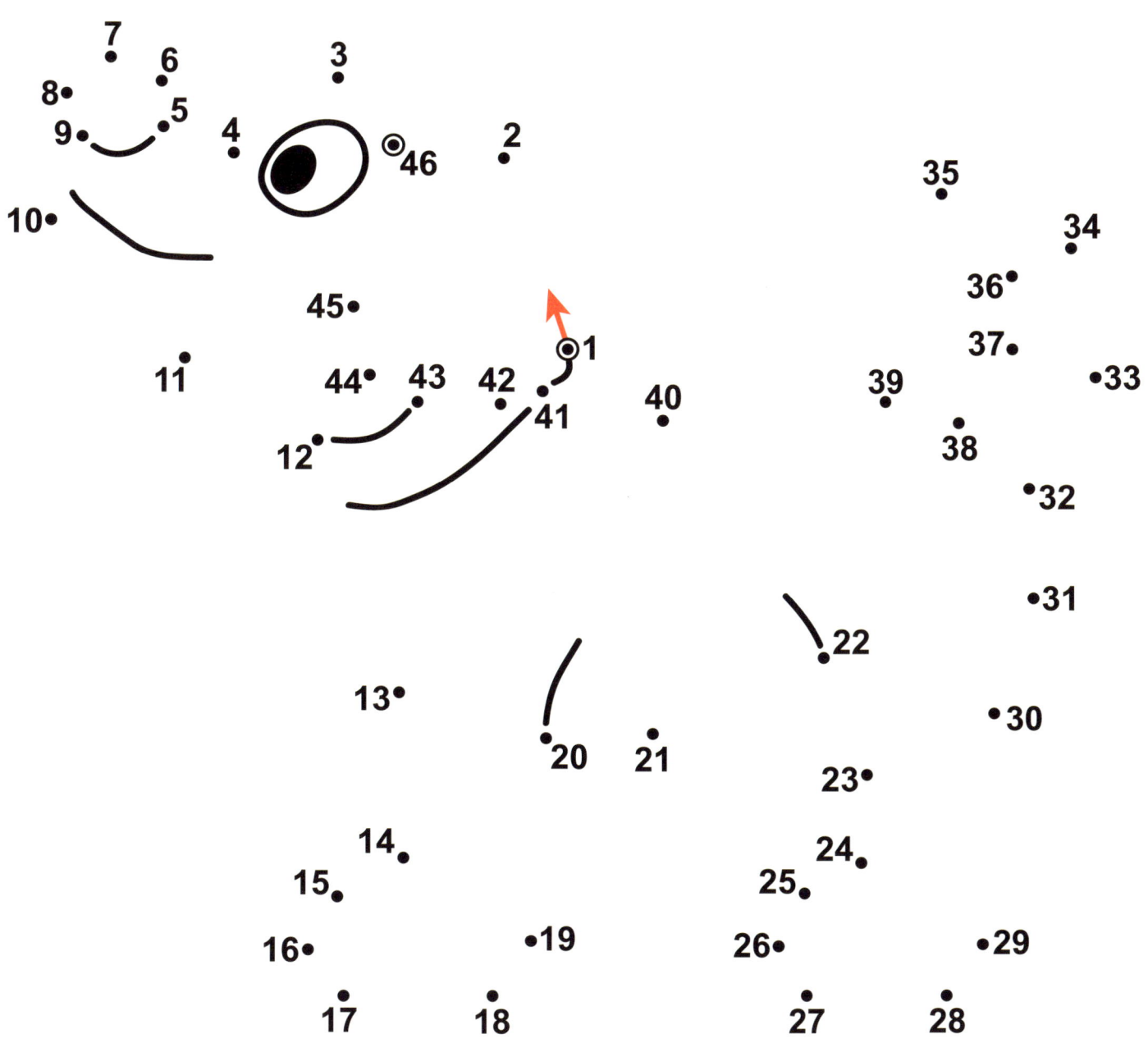

본색 찾기 II

1. 아래의 도안을 그 사물의 본래 색으로 칠하려고 합니다. 보기 의 물감을 섞지 않고 칠할 때, 칠할 수 없는 것에 ○해 주세요.

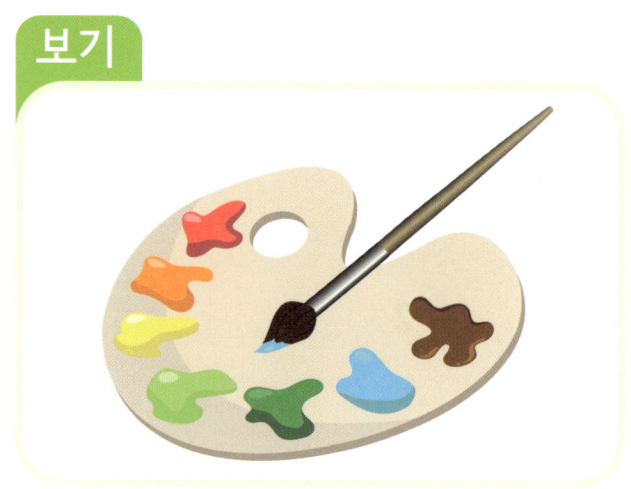
보기

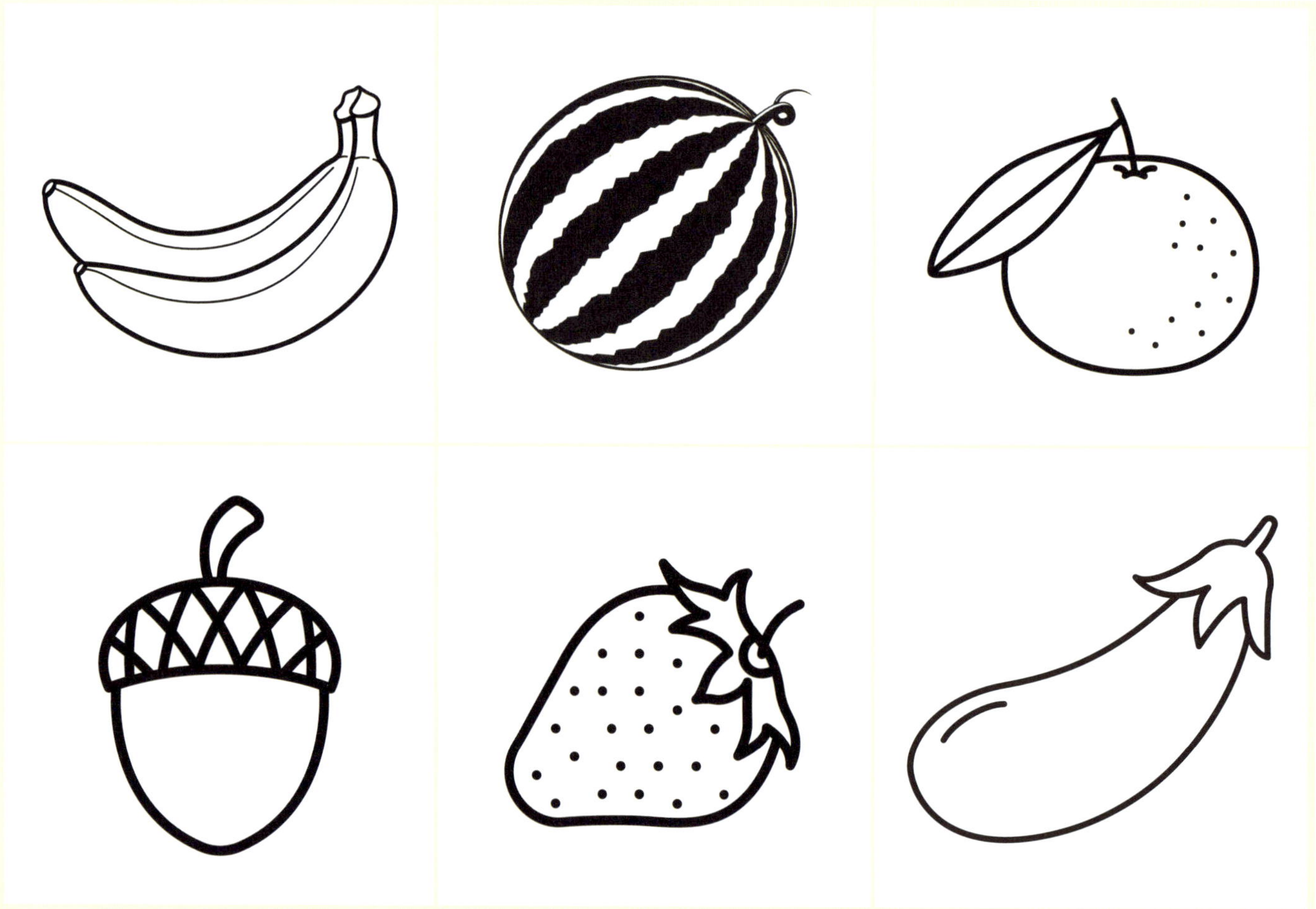

2. 색연필로 위 그림을 본래 색으로 색칠해 보세요.

분류하고 기억하기 ①

기억력

1. 다음 물건들의 이름을 말해 보고 기준을 정하여 2종류로 나누어 묶어 보세요.

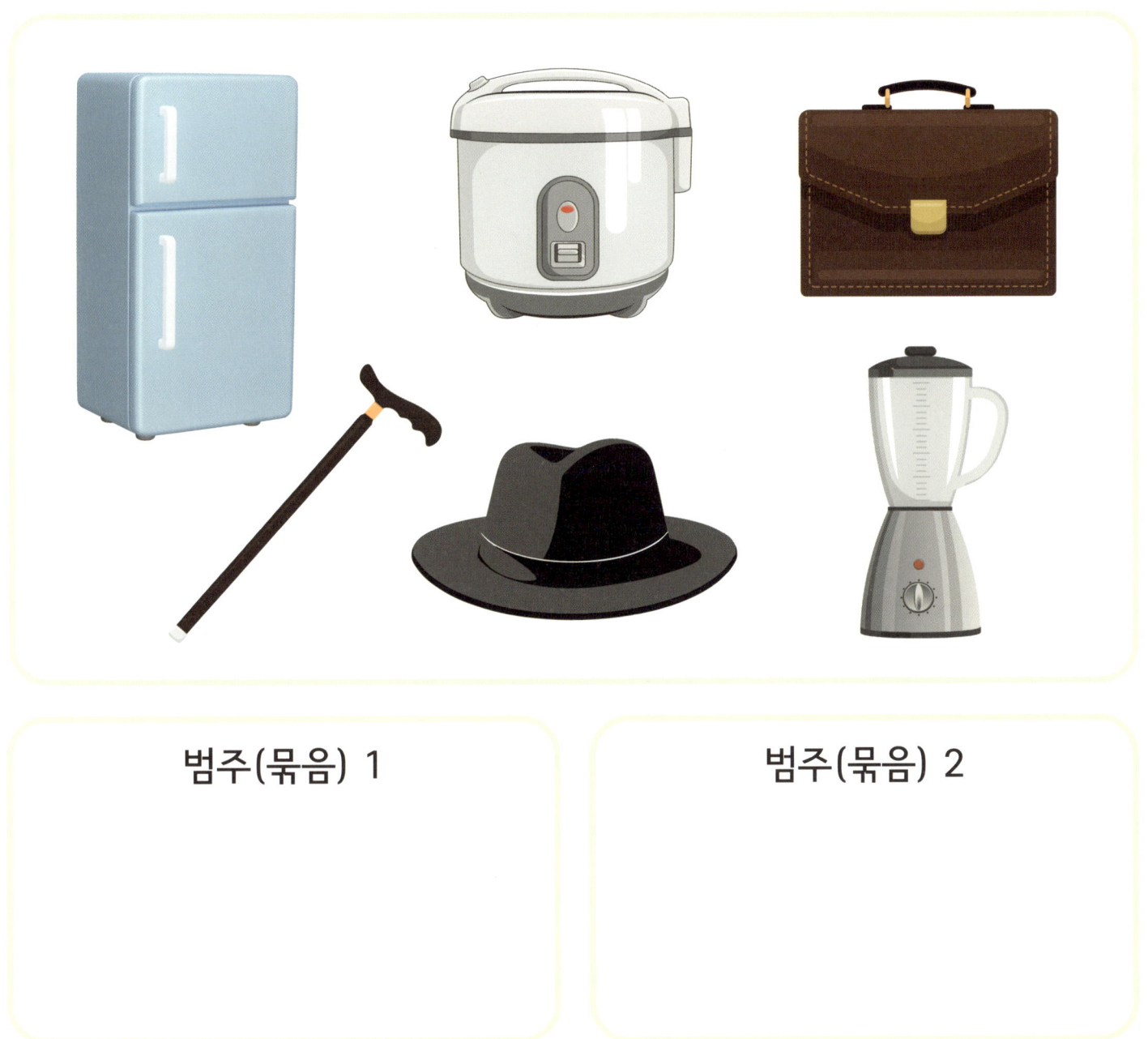

범주(묶음) 1	범주(묶음) 2

2. 위 물건들을 어떤 기준으로 나누었는지 말해 보세요.

💡 위 품목을 다시 한번 잘 보고 기억해 주세요.

　(다음 장으로 넘겨 주세요.)

분류하고 기억하기 ②

기억력

3. 앞장의 물건 6개를 기억해 보고, 앞에서 나눈 대로 아래 칸에 적어 보세요.

범주(묶음) 1	범주(묶음) 2

4. 위에서 사용한 방법 외에 앞장의 물건들을 또 어떻게 나눌 수 있을지 말해 보세요.

아이스케~ 키

계산력

다음은 고물로 바꿔 먹을 수 있는 아이스케키 개수입니다.

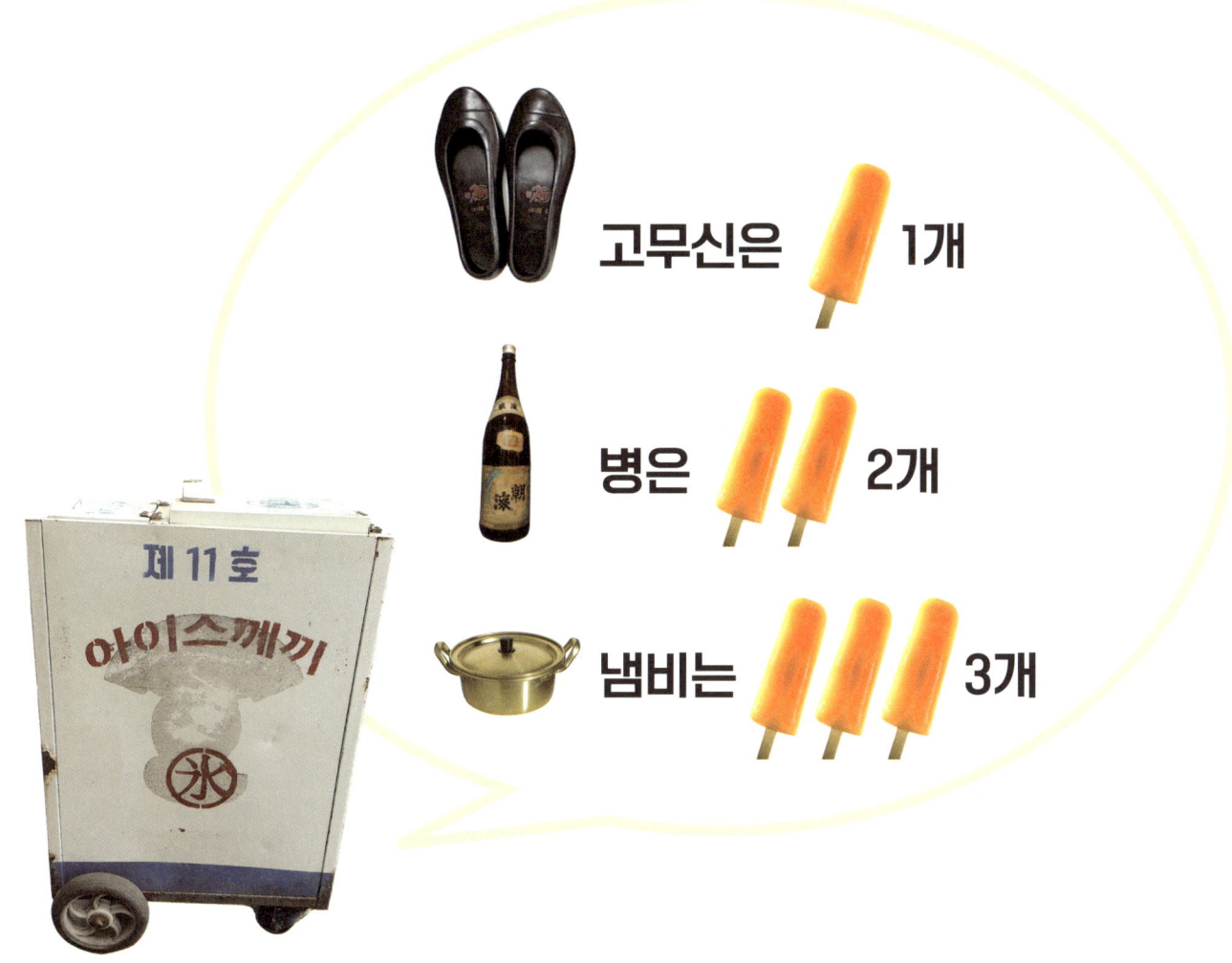

고무신은 1개
병은 2개
냄비는 3개

1. 고무신 2켤레와 병 1개로 아이스케키 몇 개를 바꿔 먹을 수 있나요?

_____ 개

2. 아이스케키 4개를 한 번에 바꿔 오려면 어떤 고물을 몇 개 가져가면 될까요? 고물의 종류와 개수에 상관없이 모든 방법을 말해 보세요.

3. 아이스케키 장수가 아이스케키 50개를 가지고 시작하여 하루 장사를 마쳤습니다. 고무신 13켤레, 병 11개, 냄비 4개가 모였다면 남은 아이스케키는 몇 개일까요? _____ 개

방향 구별하기

다음 물고기가 향하는 방향에 맞는 화살표를 찾아 연결해 보세요.

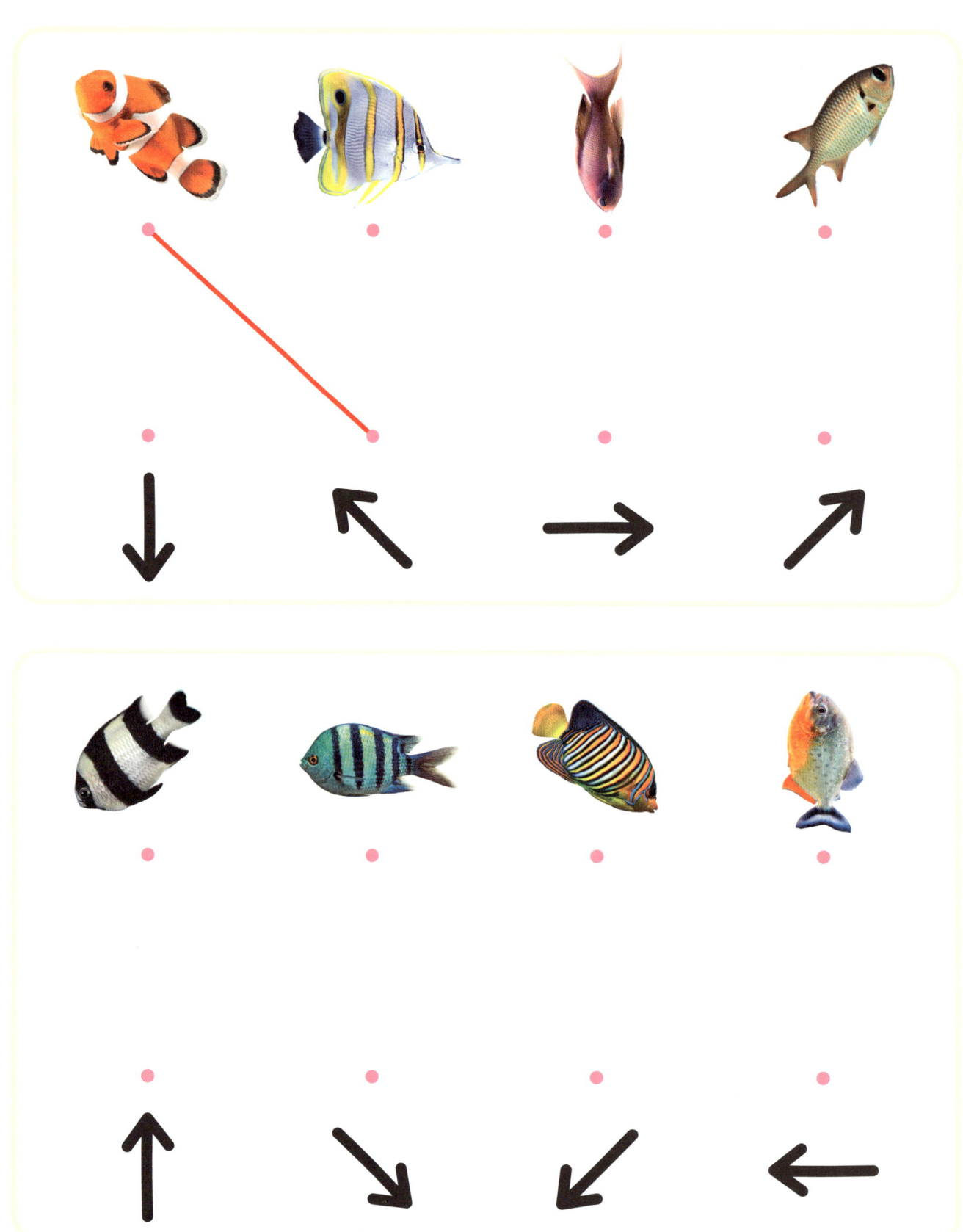

글자 조합하기

언어능력

1. 다음 흩어진 글자들을 조합하여 생선 이름을 만들어 보세요.(10개)
   (같은 글자를 여러 번 중복 사용해도 됩니다.)

   답 :

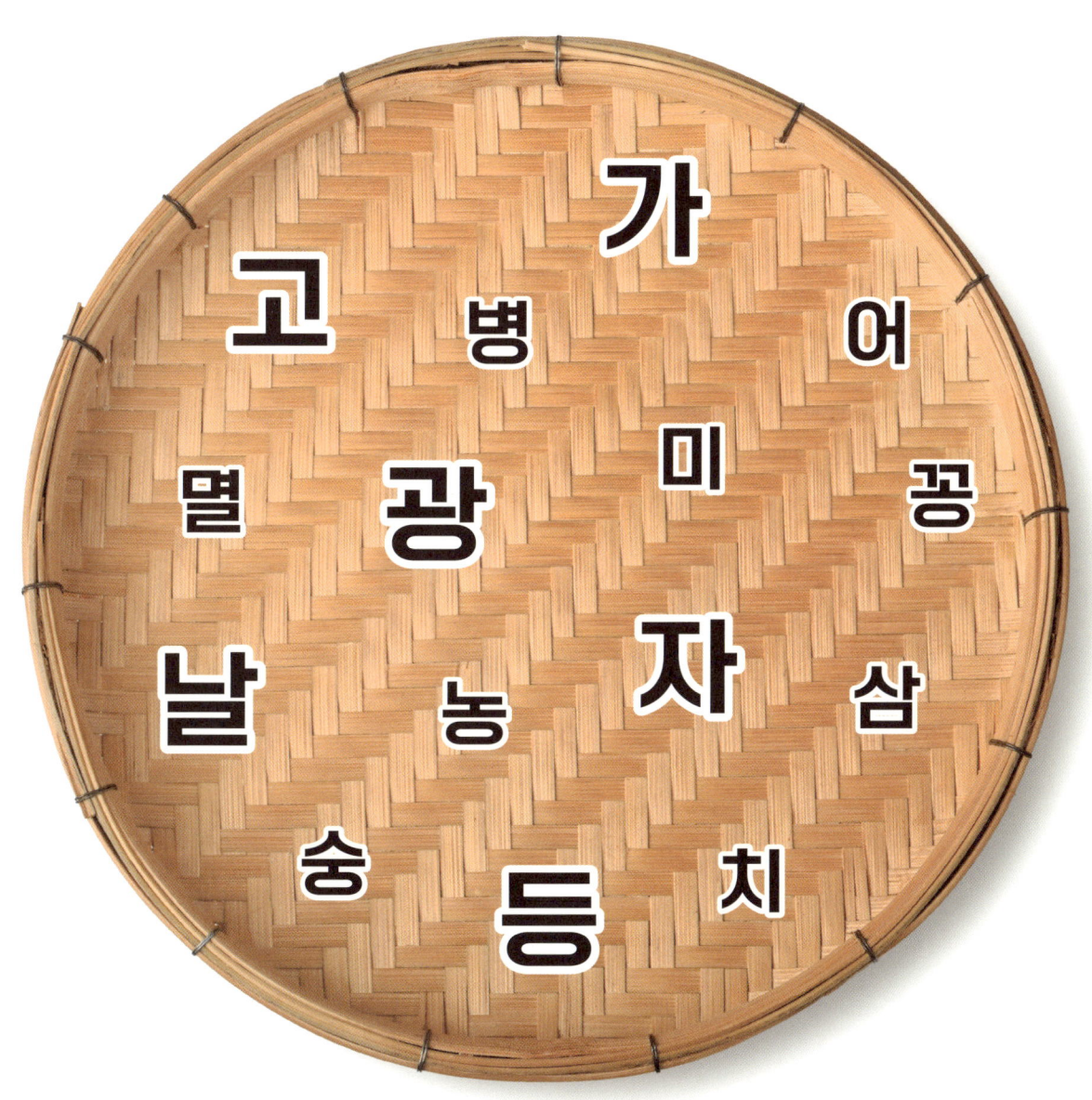

2. 위에서 조합한 이름 중 세 글자 생선을 모두 적어 보세요.(2개)

선 따라 그리기

시공간지각능력

1. 실들이 엉켜 있습니다. 털실 뭉치와 연결된 번호에 ○해 주세요.

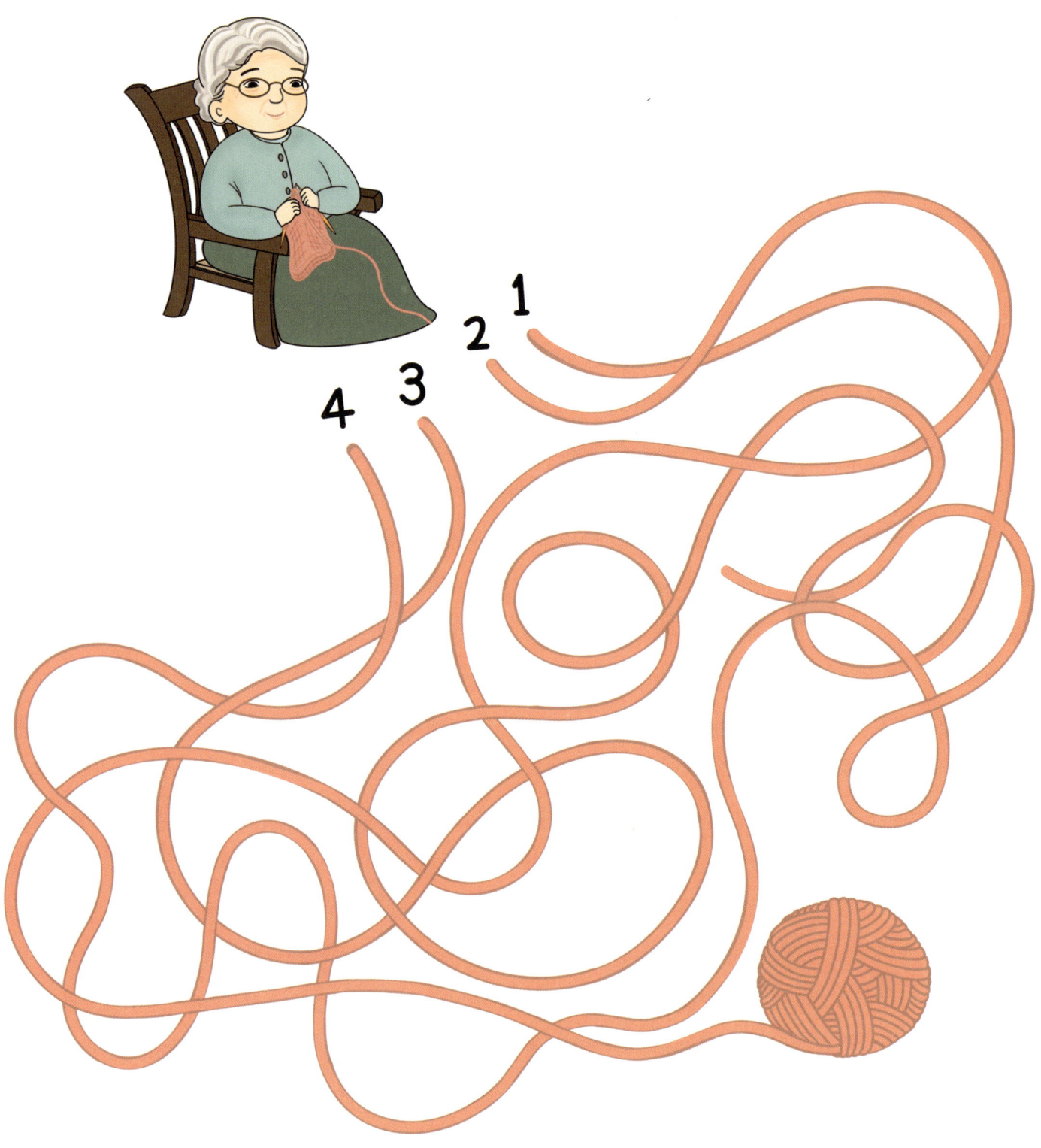

2. 끝이 서로 연결되어 있는 털실의 번호는 몇 번과 몇 번인가요?

그림자 찾기

왼쪽의 그림자를 보고 오른쪽에서 그림자의 주인을 찾아 선으로 연결해 보세요.

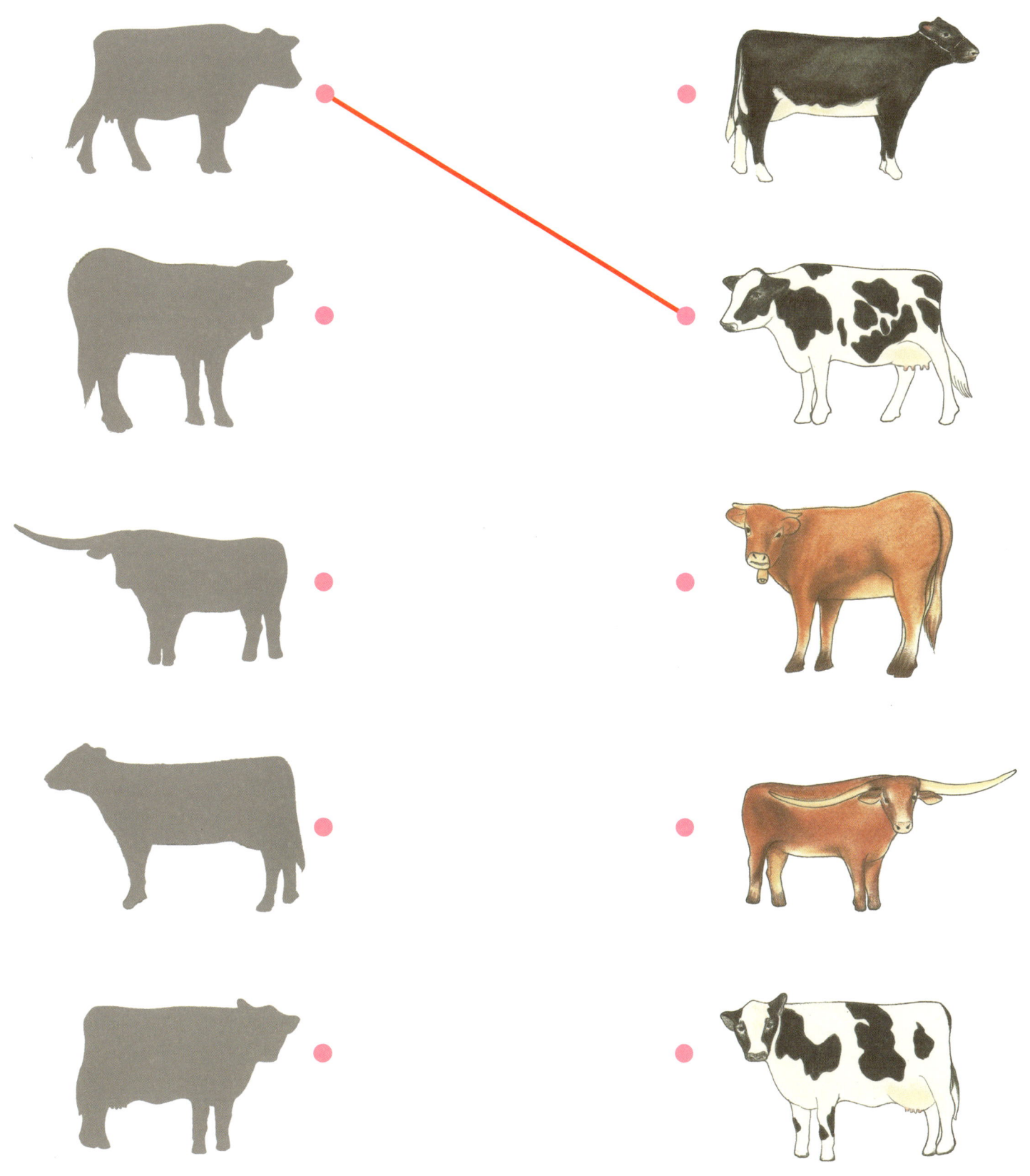

달력 보기

지남력

다음은 2024년 8월 달력입니다. 이 달력을 기준으로 다음 물음에 답해 보세요.

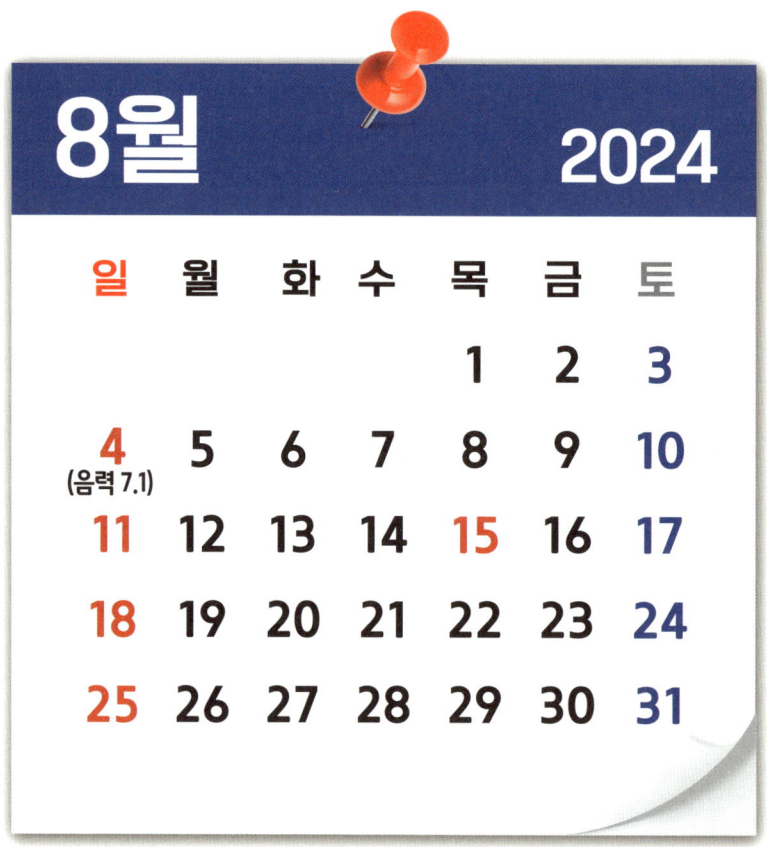

1. 위 달력에서 칠석이 며칠인지 찾아 ○해 보세요.

2. 2024년은 말복이 광복절 하루 전입니다. 말복은 며칠일까요?

3. 24절기의 하나인 이 절기가 지나면 모기도 입이 비뚤어진다고 합니다. 2024년에는 광복절 1주일 뒤입니다. 이 절기의 이름과 날짜를 적어 보세요.

,

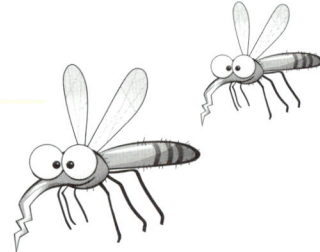

짝꿍 단어

보기와 같이 알맞은 짝꿍 단어를 생각해 보고 빈칸을 채워 보세요.

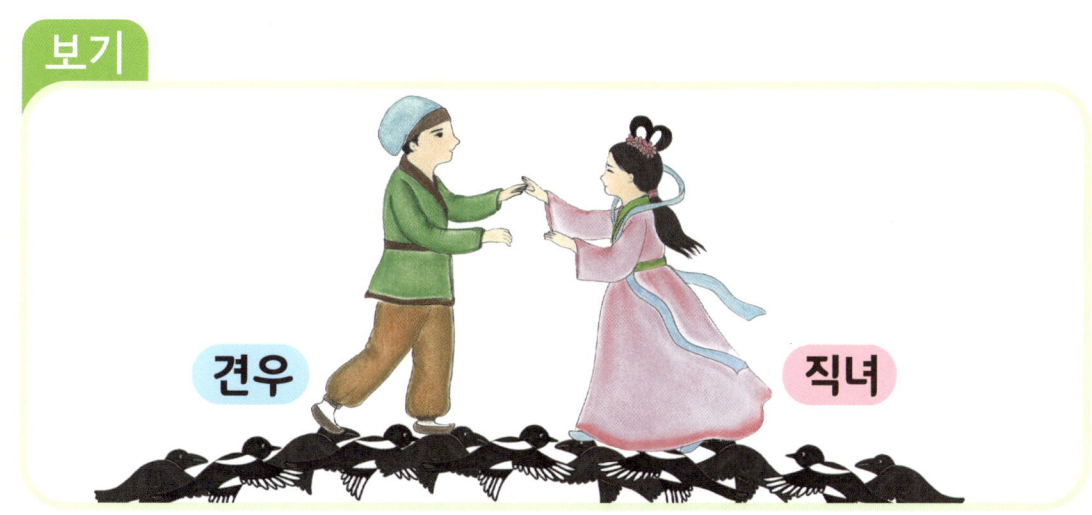

①		신부
②	할아버지	
③		아주머니
④	장인	
⑤		처녀
⑥	이수일	
⑦		갑순이
⑧	이몽룡	
⑨	왕자	
⑩	신사	

가전제품 초성 퀴즈

언어능력

다음 초성을 보고 가전제품의 이름을 완성해 보세요.

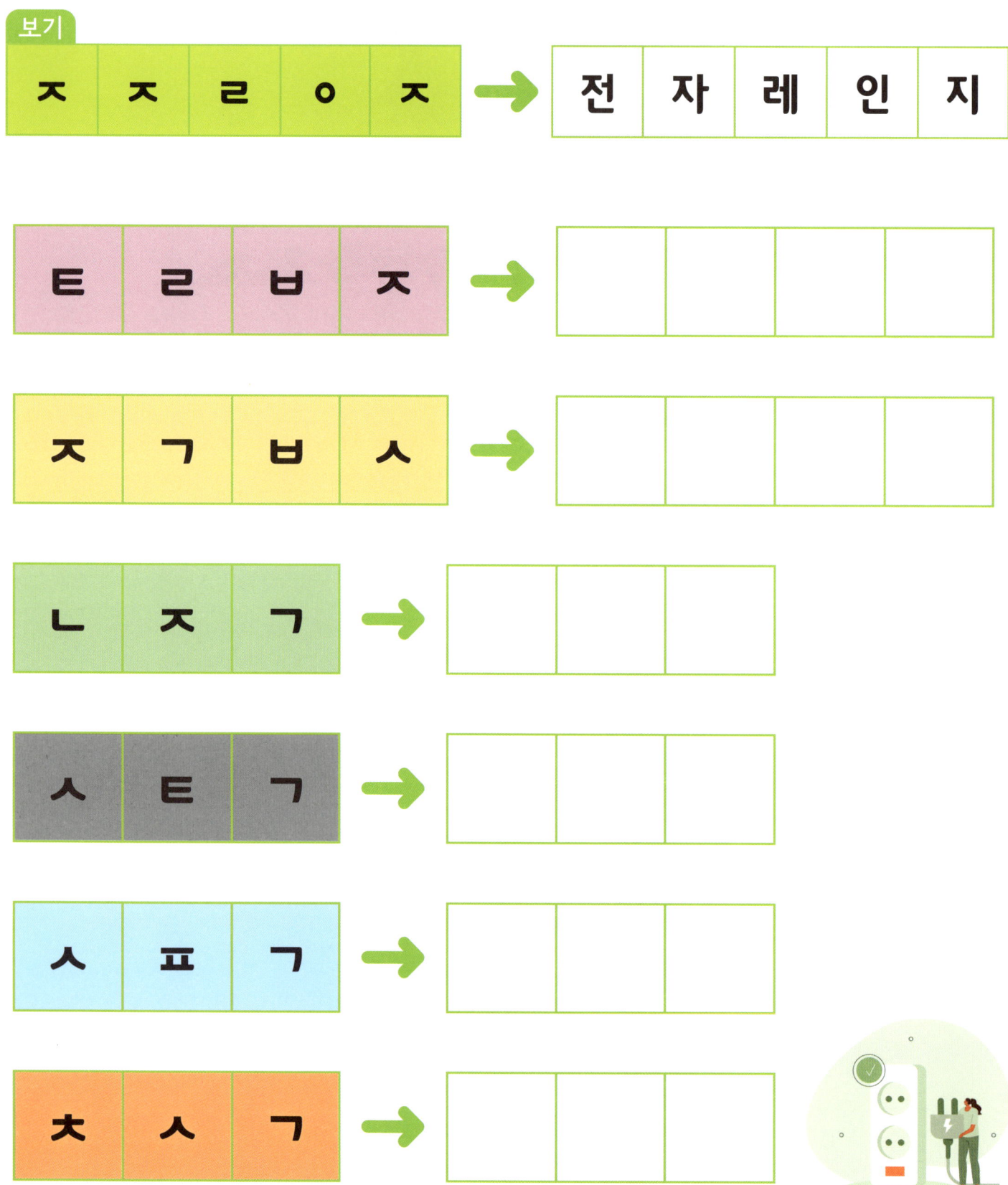

같은 그림 찾기

주의집중력

지붕 위에 여러 안테나들이 있습니다. 보기 와 똑같은 안테나를 찾아 ○ 해 보세요.

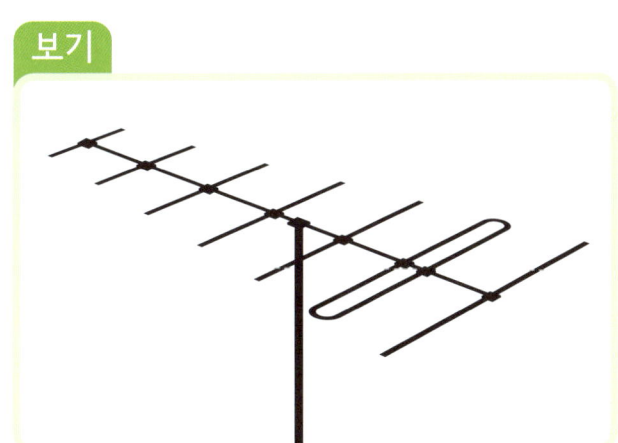

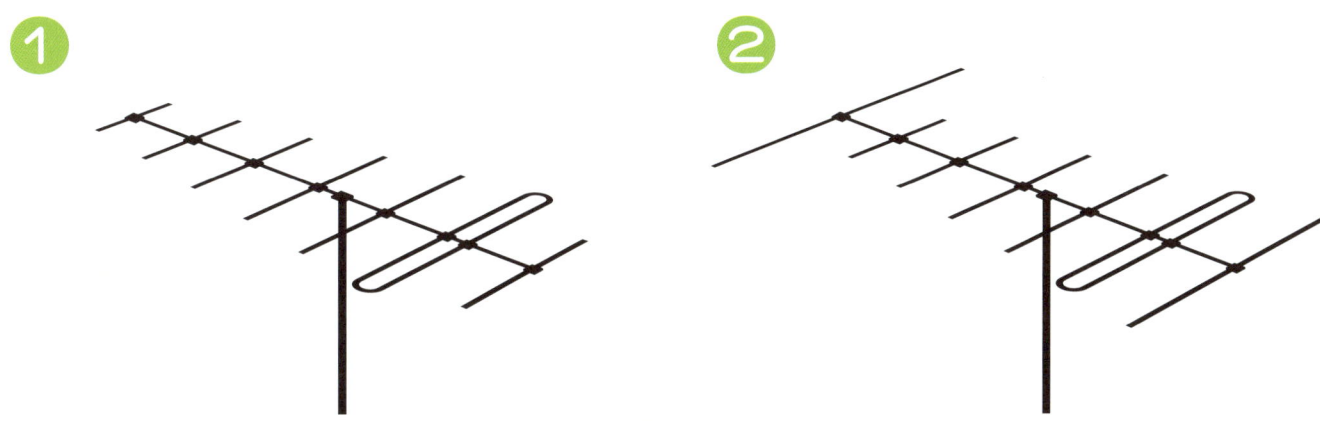

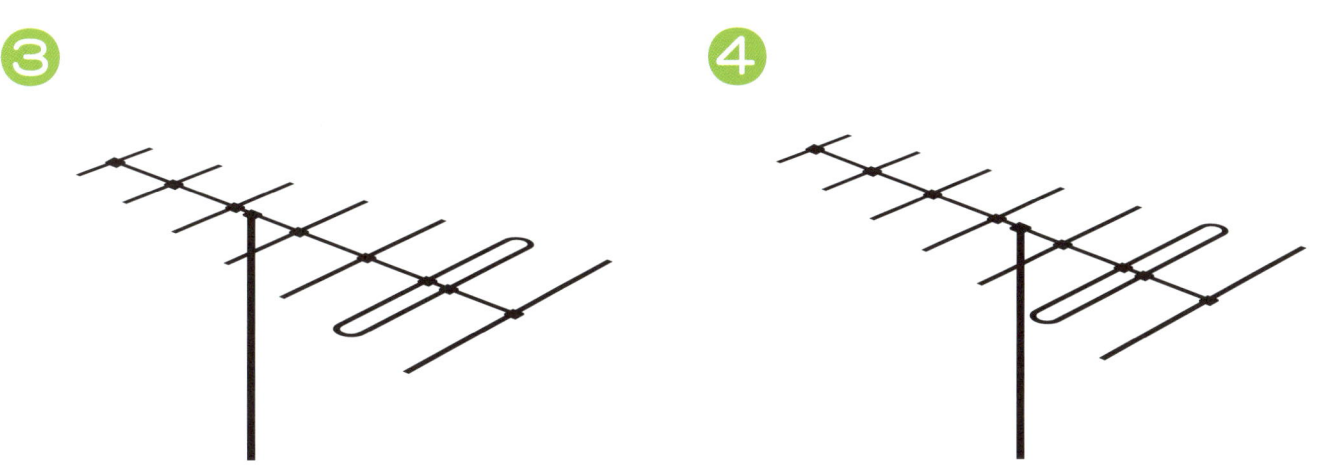

포개진 모양 찾기

시공간지각능력

왼쪽 카드들이 포개진 모습을 오른쪽에서 찾아 줄로 연결해 보세요.

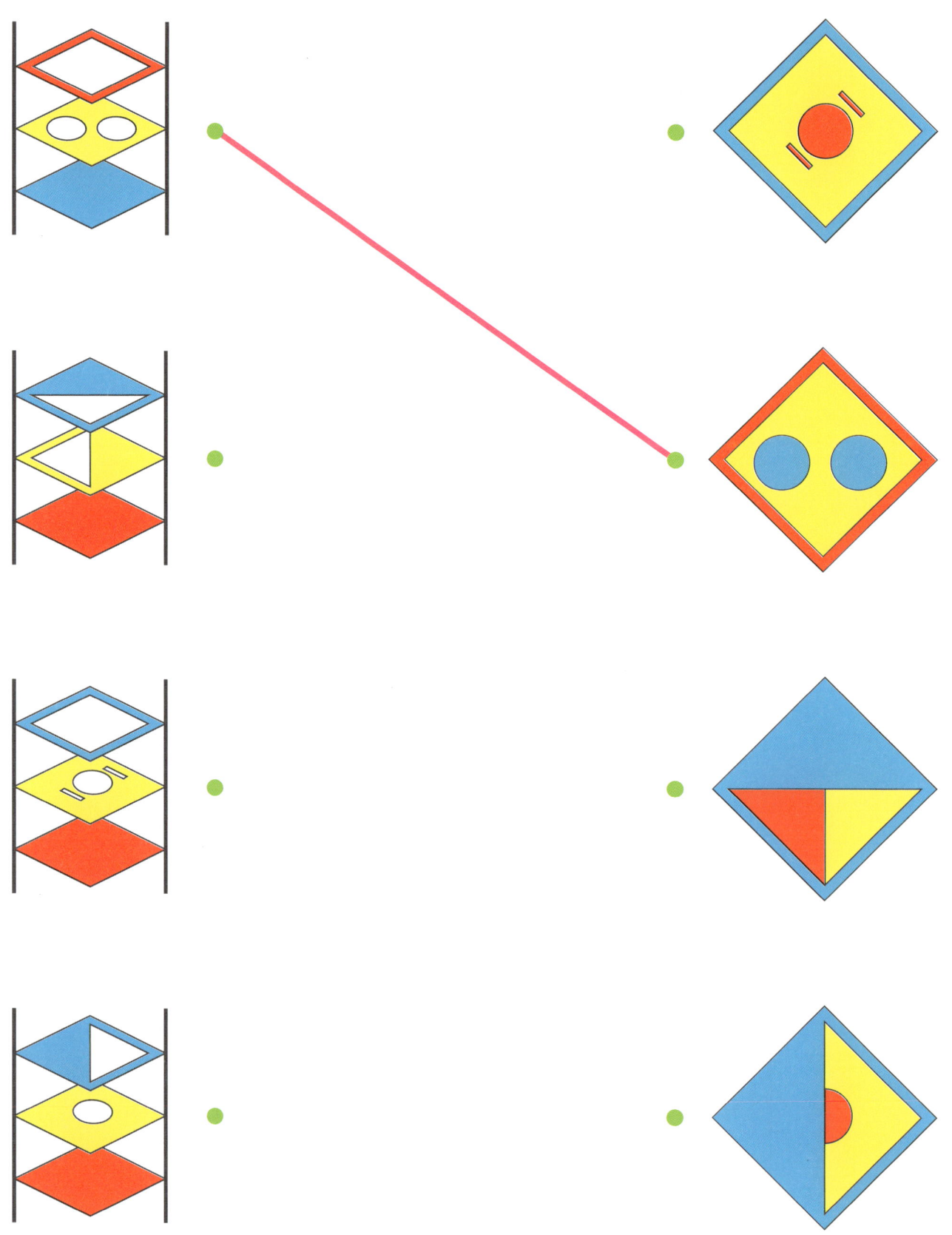

양말 짝 찾기

주의집중력

1. 바닥에 양말들이 널려 있습니다. 짝이 맞는 양말은 모두 몇 켤레인가요?

   켤레

2. 짝이 없는 양말은 모두 몇 개인가요?   개

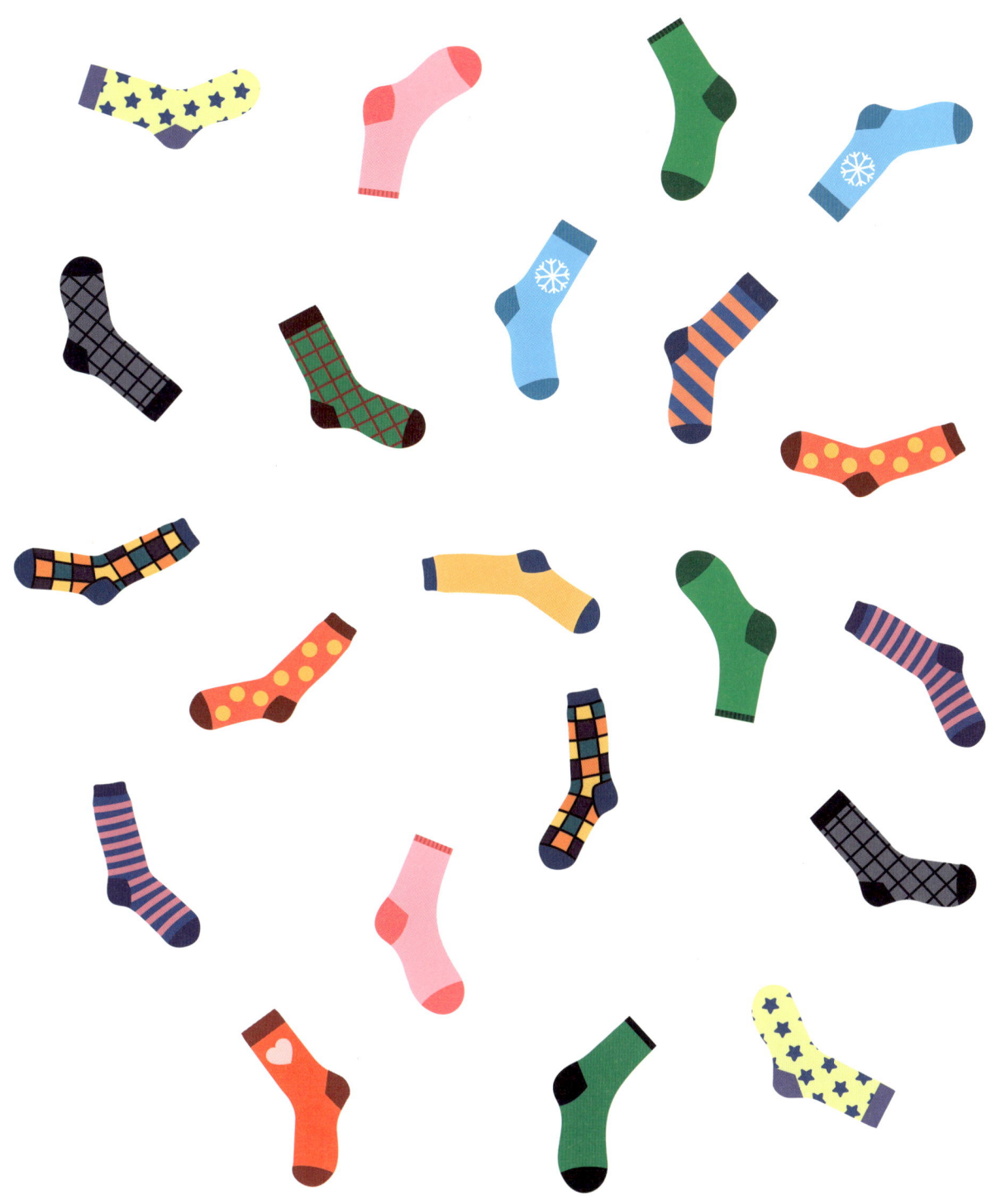

그림 반쪽 완성하기

다음 문양의 반쪽을 대칭이 되도록 그려서 완성해 보세요.

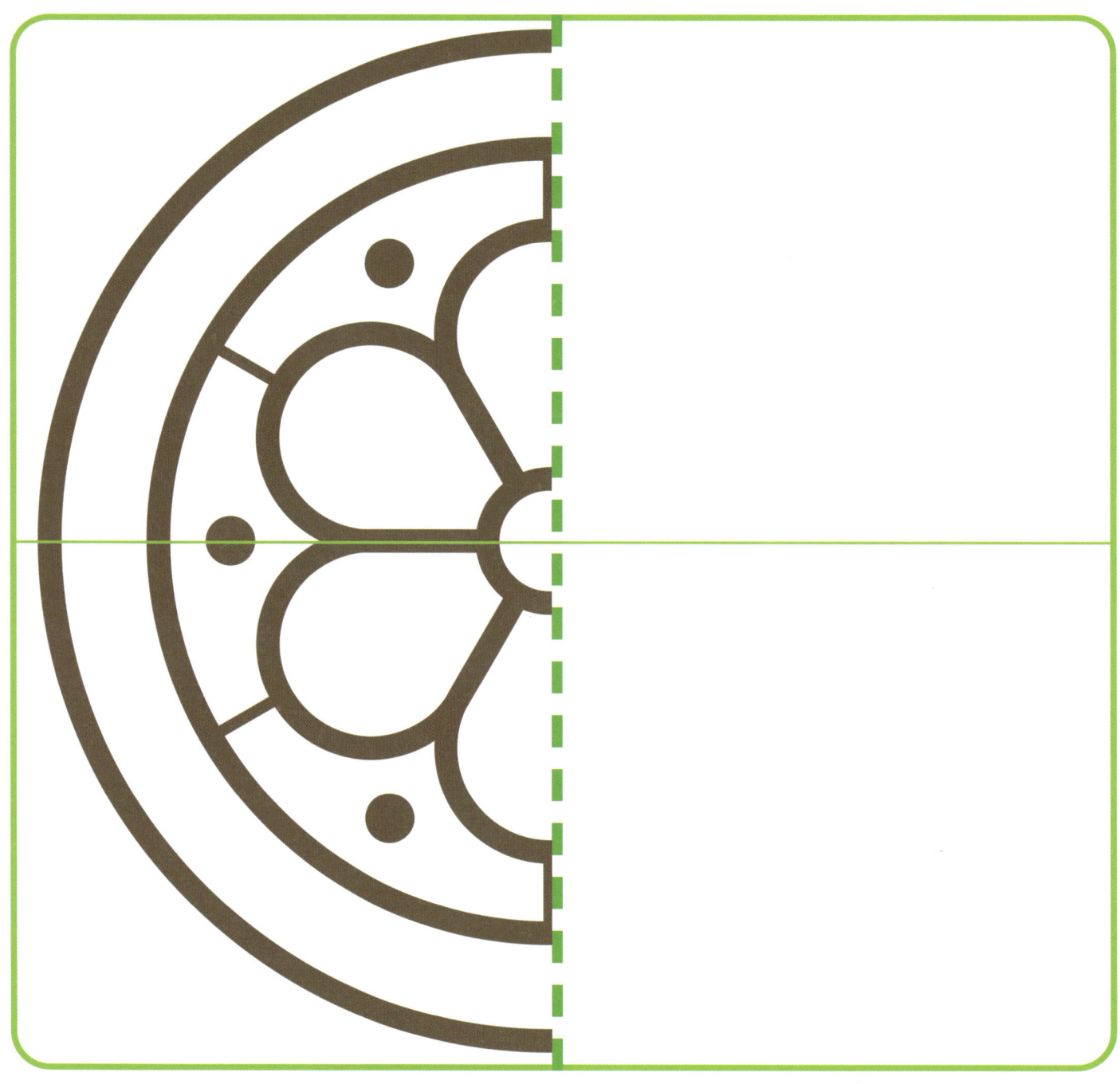

색깔로 계산하기

계산력

티셔츠에 색깔별로 다른 숫자가 적혀 있습니다. 다음 보기의 티셔츠 색깔과 숫자를 잘 보고, 아래 빈칸에 알맞은 티셔츠의 색깔을 적어 보세요.

보기

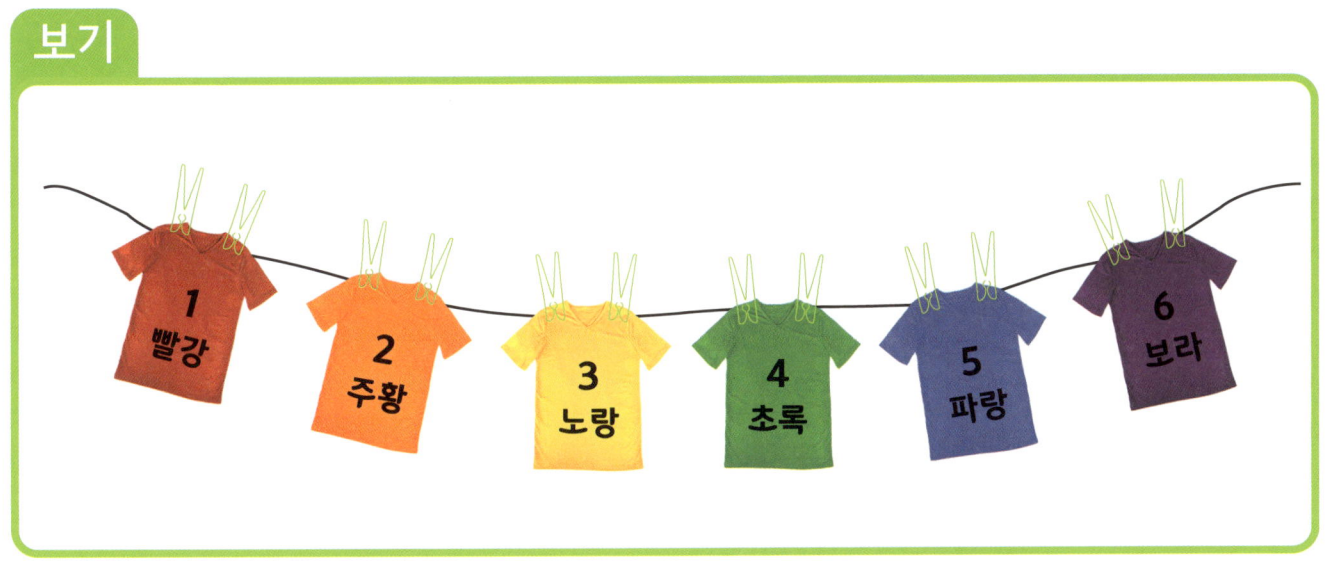

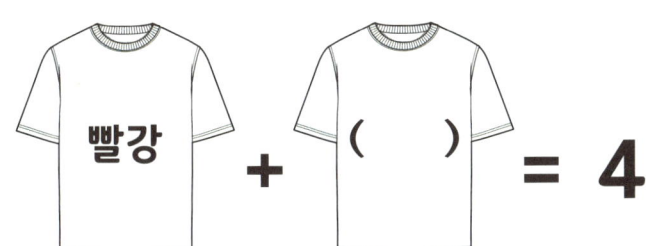

빨강 + ( ) = 4   답 : (**노랑**)

1.
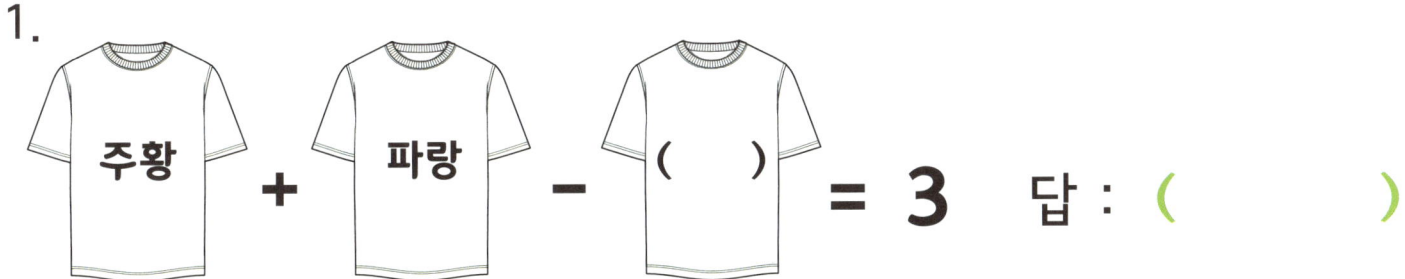

주황 + 파랑 - ( ) = 3   답 : (   )

2.
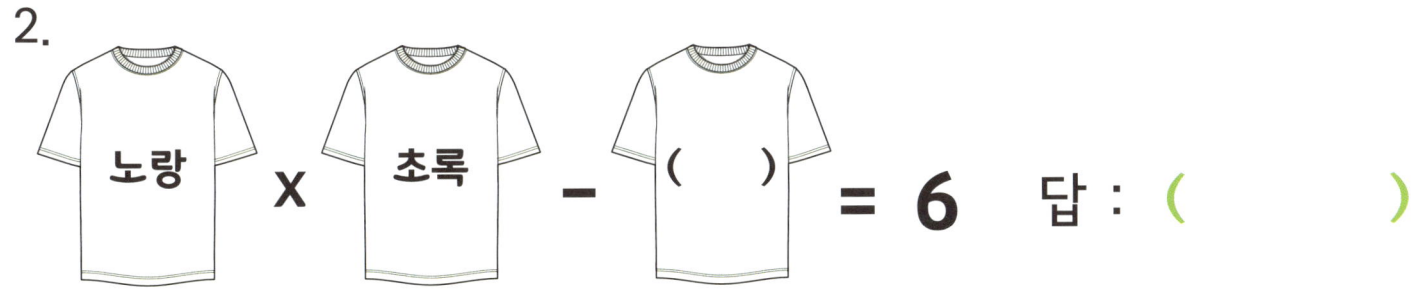

노랑 × 초록 - ( ) = 6   답 : (   )

속담 완성하기

언어능력

1. 다음 그림 힌트를 보고 속담을 완성해 보세요.

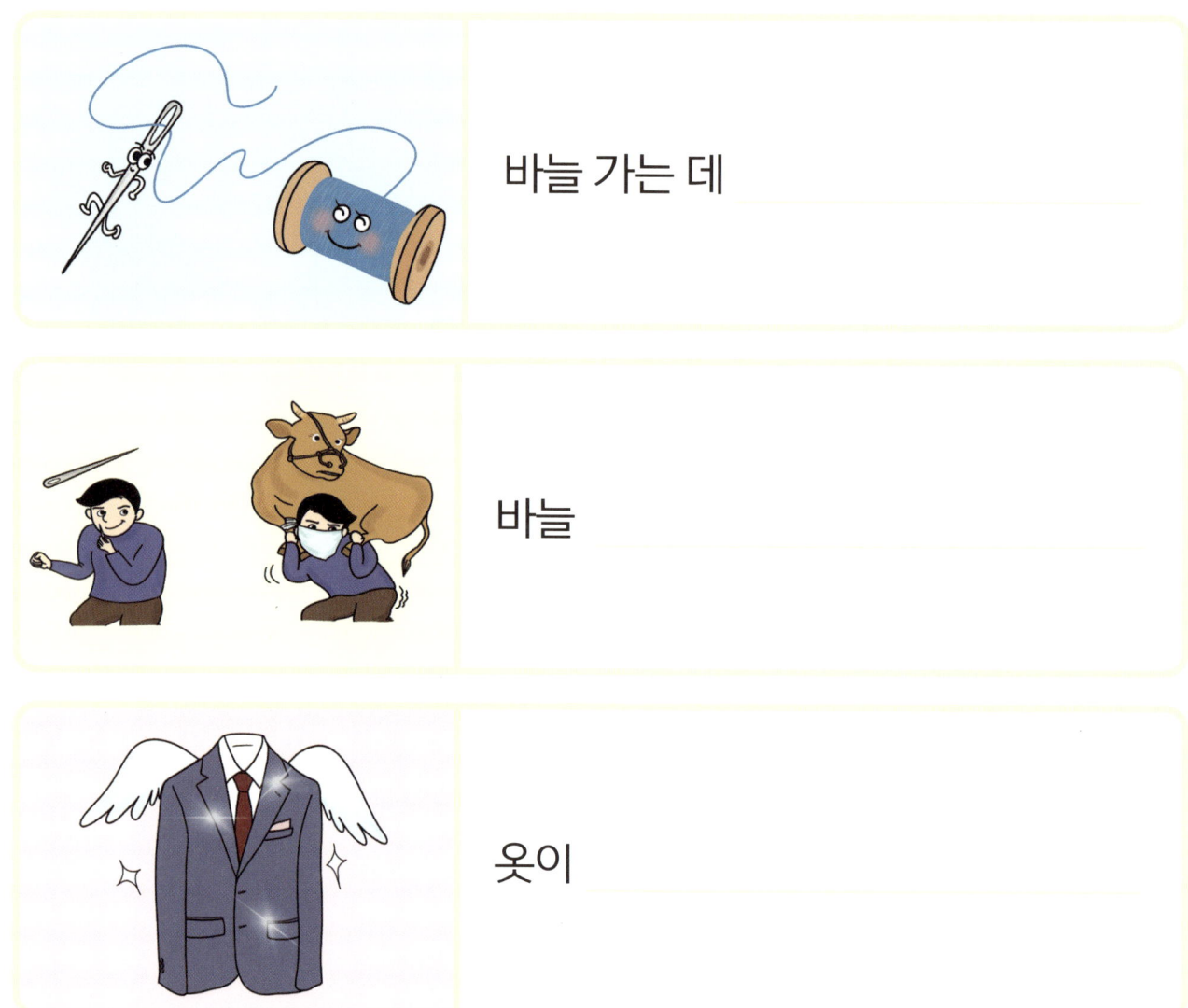

바늘 가는 데 _____

바늘 _____

옷이 _____

2. 다음 빈칸을 알맞게 채워 속담을 완성해 보세요.

'오십보백보(五十步百步)'란, '겉으로는 조금 차이가 나는지 모르나 본질적으로는 차이가 없다'라는 의미로 이에 해당하는 우리 속담으로는 '( ) 키 재기'가 있으며, 어슷비슷한 상대끼리 서로 다툴 때 비유적으로 사용할 수 있습니다.

물건 세는 단위

다음은 생활용품을 세는 단위입니다. 보기 에서 알맞은 단위를 골라 빈 칸을 채워 보세요.

보기

벌   필   축   채   켤레   손

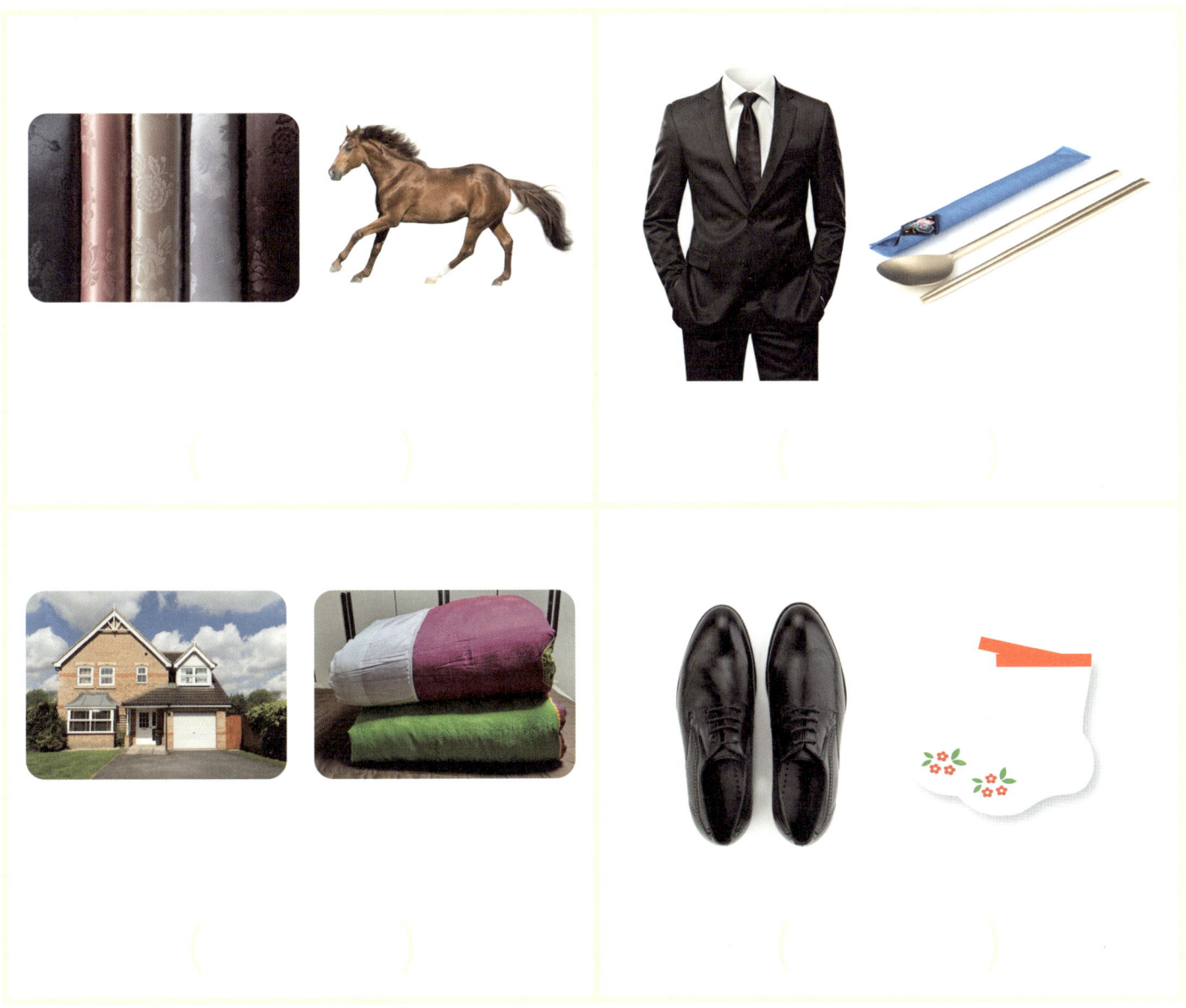

부분과 전체

시공간지각능력

다음 조각보의 빗금친 부분에 들어갈 알맞은 조각을 찾아 번호에 ○해 주세요.

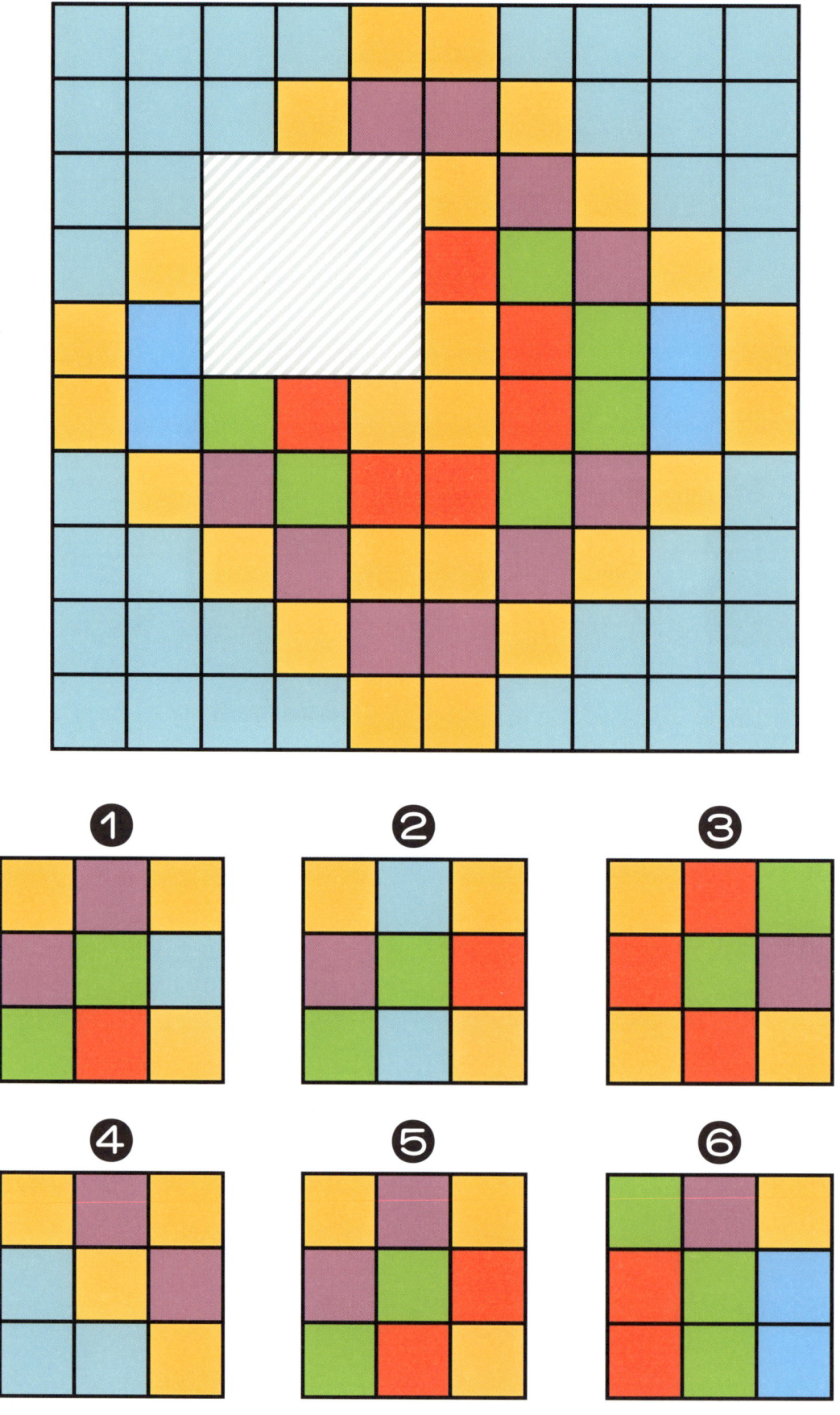

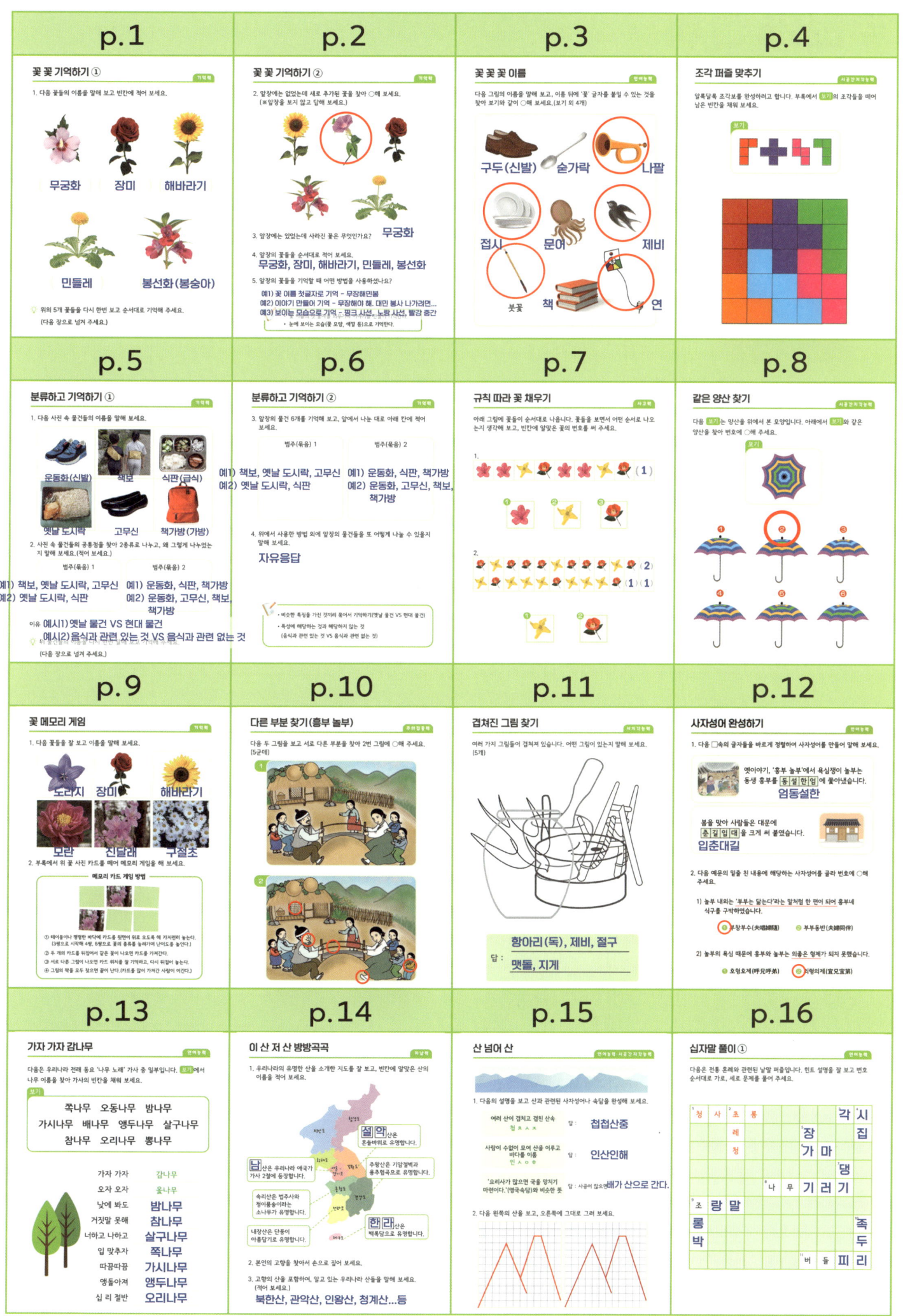

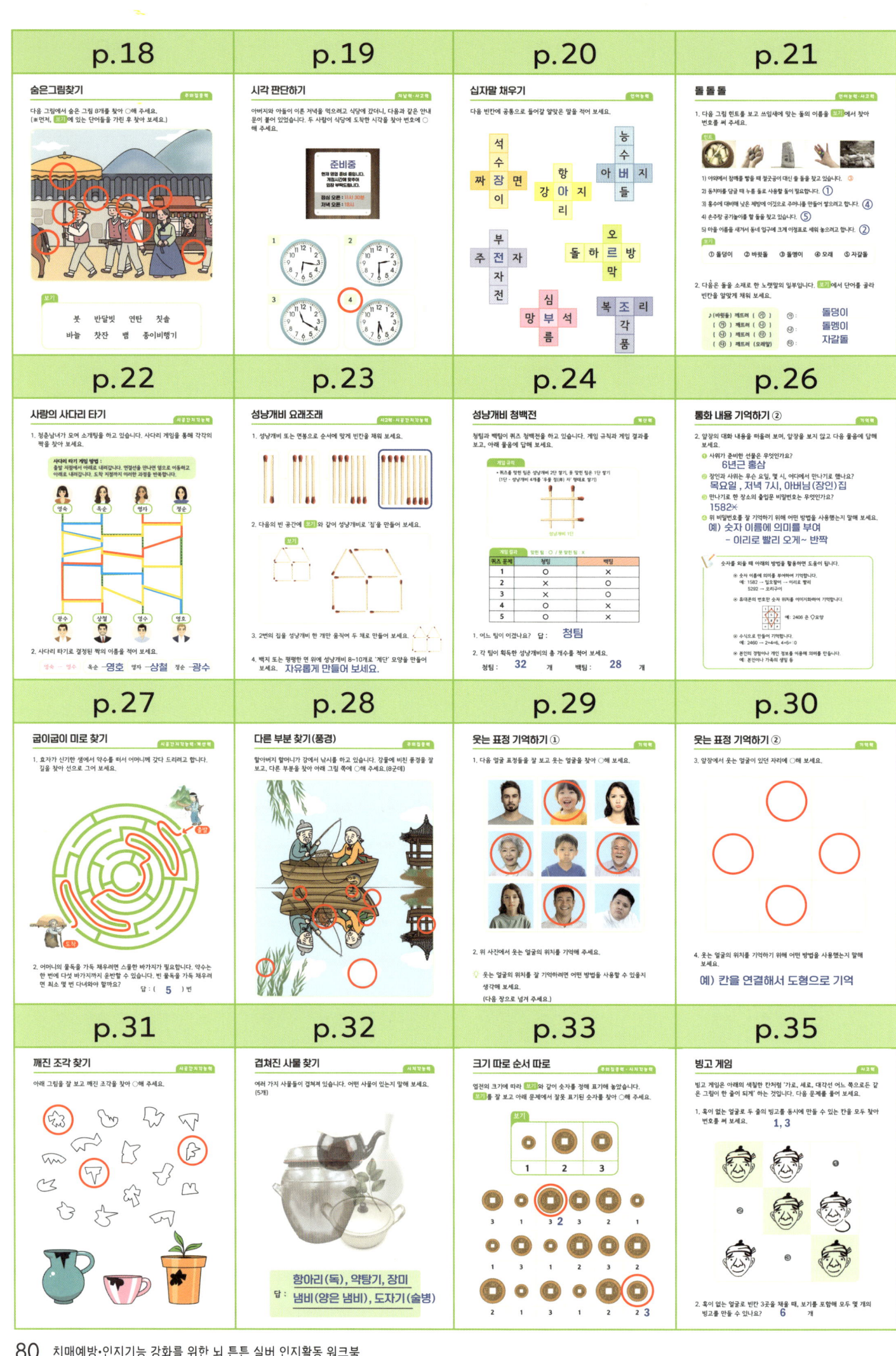

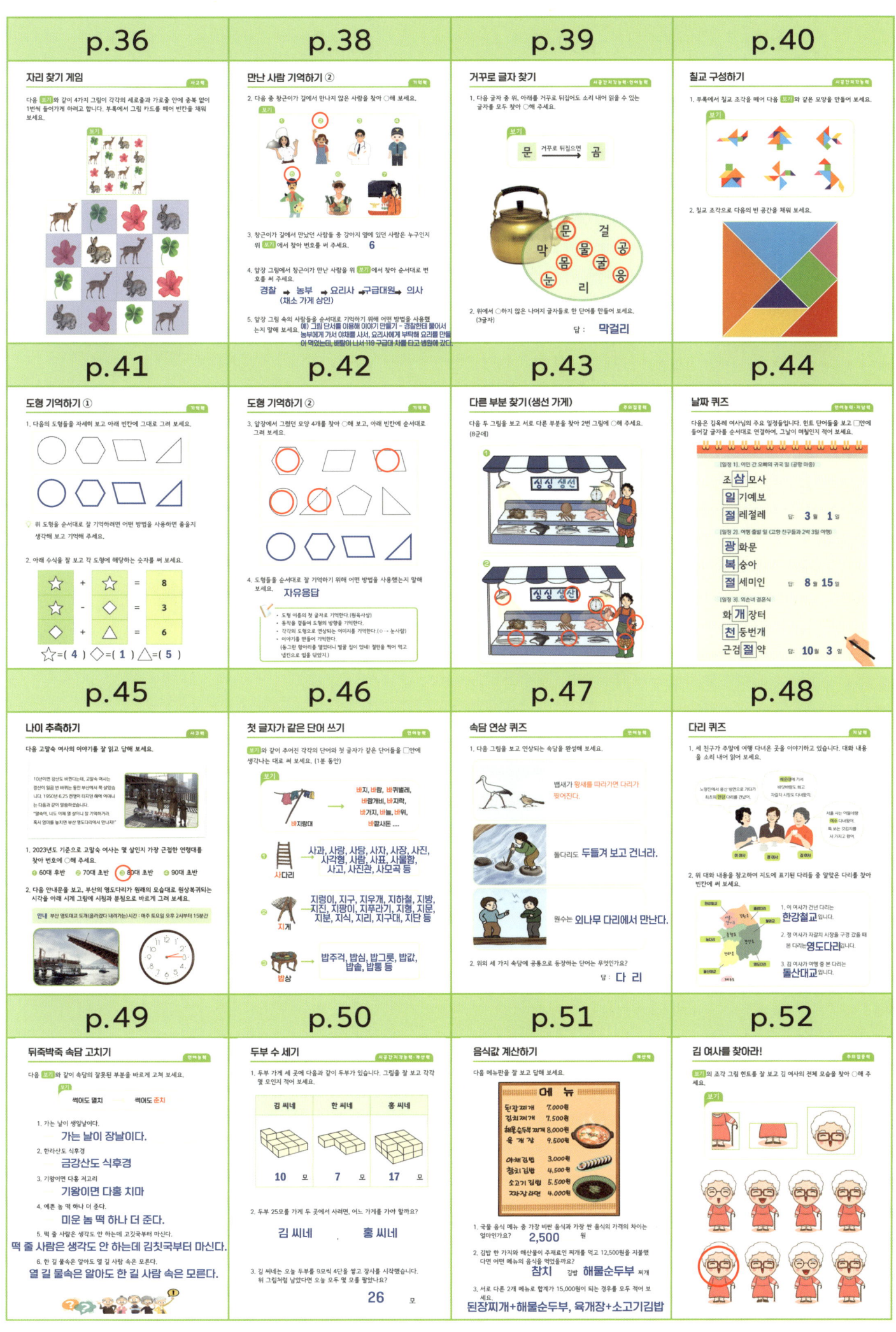

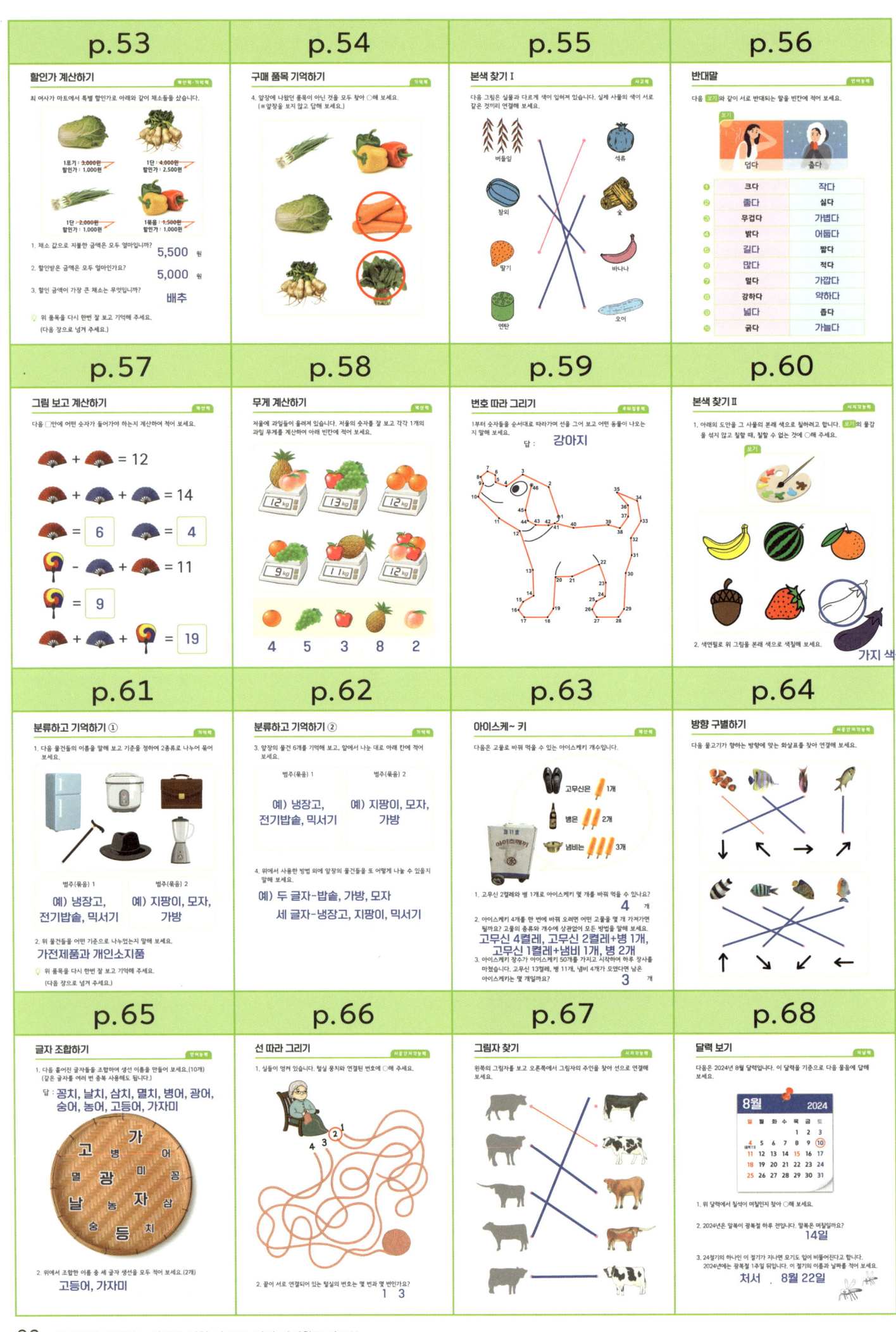

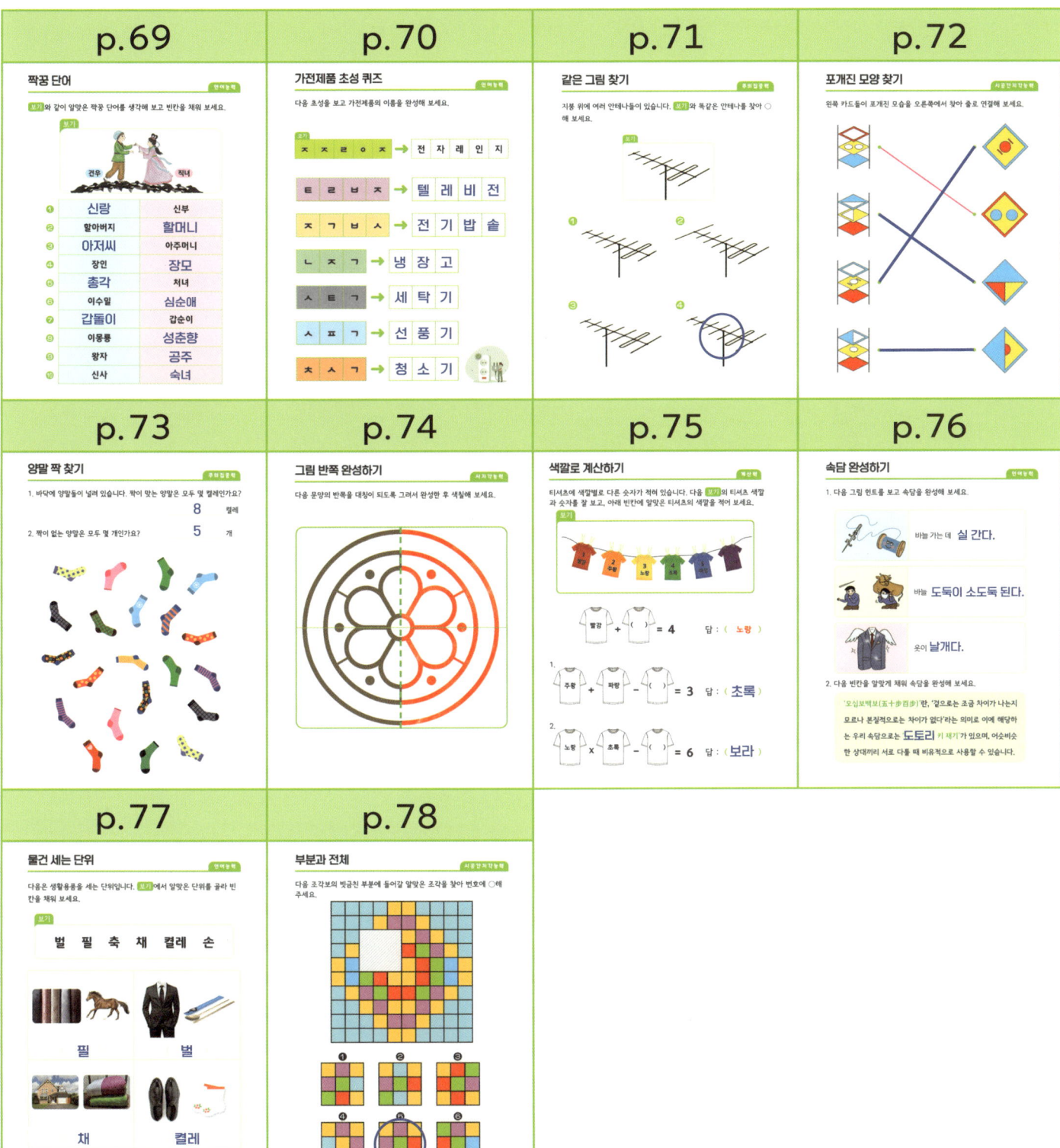

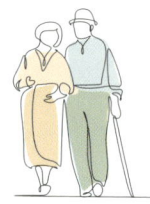

치매예방·인지기능 강화를 위한 뇌 튼튼 **실버 인지활동 워크북**

저자소개

이송은

학력 및 경력
책놀이전문가, 노인인지활동책놀이지도사
동화가있는집 연구소 소장(현)/실버인지프로그램 개발팀(현)
(사)한국책놀이지도사협회 이사장(현)
중앙대학교 대학원 유아교육과 박사과정 졸업(문학박사)
부천대학교 겸임교수
서울시 금천50플러스센터, 서초여성가족플라자, 영등포평생학습관, 중앙교육(알짜닷컴), 고양시여성회관
'노인인지활동책놀이지도사' 자격증과정 강사(현)
청구노인복지센터, 종로노인종합복지관 무악센터 치매예방 인지책놀이 강사
보현데이케어센터 어르신인지책놀이 강사(현)
일산서구치매안심센터 쉼터프로그램 강사(현)

저서
『노인여가프로그램개발: 노인을 위한 문학활동』(창지사)
『50+세대에 의한 인지활동형 어르신책놀이프로그램 개발과 적용』(서울시 50플러스재단)
『치매예방과 인지기능 강화를 위한 노인인지활동책놀이』(대표저자, 창지사)
『실버 인지활동 워크북 초급01』(모든북스)

논문
「세 연구자들의 스토리텔링탐험기: 그림책으로 아이들과 소통하는 할머니·할아버지 세워가기」
(교육인류학연구 19권 3호)
「비대면실시간 노인인지활동책놀이 프로그램이 인지기능과 우울감에 미치는 영향:
주야간보호시설이용 노인을 중심으로」(한국노년학 42권 1호)

수상
한국보건복지인재원 주최 온라인콘텐츠공모전, 〈나도 온라인 명강사〉 최우수상
- 「치매예방과 인지기능강화를 위한 도란도란 들썩들썩 노인인지활동책놀이」

안미영

학력 및 경력
책놀이전문가, 노인인지활동책놀이지도사
동화가있는집 연구소 연구원(현)/실버인지프로그램 개발팀(현)
(사)한국책놀이지도사협회 강사(현)
숭실대학교 사회복지대학원 사회복지실천전공 졸업(사회복지학석사)
숭실대학교 사회복지대학원 노인복지과정 수료
동화가있는집 연구소 '노인인지활동책놀이지도사' 자격증과정 강사(팀장) (현)
용산여성인력개발센터 '노인인지활동책놀이지도사' 자격증과정 강사(현)
김영삼도서관 '노인인지활동책놀이지도사' 자격증과정 강사(현)
서울특별시교육청용산도서관 '노인인지활동책놀이지도사' 자격증과정 강사
서울시립은평노인종합복지관 치매예방 책놀이 강사(현)
관악구치매안심센터 인지건강 프로그램 인지활동 책놀이 강사
강남논현데이케어센터, 남산실버복지센터 외 다수 어르신 인지활동 책놀이 강사

저서
『치매예방과 인지기능 강화를 위한 노인인지활동책놀이』(공동집필, 창지사)
『실버 인지활동 워크북 초급01』(모든북스)

논문
「비대면실시간 노인인지활동책놀이 프로그램이 인지기능과 우울감에 미치는 영향:
주야간보호시설이용 노인을 중심으로」(한국노년학 42권 1호)

사회복지사 1급, 요양보호사, 노인인지활동책놀이지도사 전문가급, 책놀이지도사 전문가급

한지선

학력 및 경력 책놀이전문가, 노인인지활동책놀이지도사
동화가있는집 연구소 연구원(현)/실버인지프로그램 개발팀(현)
(사)한국책놀이지도사협회 강사(현)
을지대학교 환경보건학과 졸업
서울시영등포구청, 인천노인인력개발센터, 성남책이랑도서관 '노인인지활동책놀이지도사' 자격증과정 강사
서울시 금천50플러스센터 '노인인지활동책놀이지도사' 자격증과정 강사(현)
신림데이케어센터 어르신인지활동책놀이 강사(현)
관악구치매안심센터 난곡분소 쉼터 노인인지활동책놀이 강사
인천이삭요양원, 꿈꾸는요양원 인지책놀이 강사

저서 『실버 인지활동 워크북 초급01』(모든북스)

노인인지활동책놀이지도사 전문가급, 책놀이지도사 전문가급, 스토리텔러 전문가급, 놀이교육지도사 1급

김숙영

학력 및 경력 책놀이전문가, 노인인지활동책놀이지도사, 실버보드게임강사
(사)한국책놀이지도사협회 강사(현)
동화가있는집 연구소 연구원(현)/실버인지프로그램 개발팀(현)
대전대학교 보건스포츠대학원 대체의학전공 졸업(보건학석사)
우송대학교부설 웰니스연구소 연구원
우송대학교부설 솔도라도웰빙센터 연구원
궁동종합사회복지관 치매예방교실 강사
나눔돌봄사회적협동조합 치매예방교육 강사
삼화데이케어센터 뇌튼튼 어르신인지책놀이 강사(현)

저서 『실버 인지활동 워크북 초급01』(모든북스)

사회복지사 2급, 간호조무사, 요양보호사, 노인인지활동책놀이지도사 전문가급, 노인두뇌훈련지도사 1급, 실버보드게임지도사 1급

홍선하

학력 및 경력 책놀이전문가, 노인인지활동책놀이지도사
동화가있는집 연구소 실버인지프로그램 개발팀(현)
(사)한국책놀이지도사협회 강사(현)
동강대학교 건축과 졸업
포천시보건소치매안심센터 치매환자 프로그램 강사(현)
포천시보건소치매안심센터 치매예방 프로그램 강사(현)
포천시립도서관 찾아가는 시니어 그림책 테라피 강사(현)
포천시청평생교육팀 노인인지활동책놀이 강사
포천시청평생교육팀 실버놀이 강사

저서 『실버 인지활동 워크북 초급01』(모든북스)

노인인지활동책놀이지도사 전문가급, 인지재활놀이지도사 1급, 미술심리치료사 1급,
노인두뇌훈련지도사 1급

치매예방 · 인지기능 강화를 위한 뇌 튼튼
실버 인지활동 워크북 중급 01

초판 1쇄 발행 2024년 4월 7일
지은이 이송은 · 안미영 · 한지선 · 김숙영 · 홍선하
　　　　 동화가있는집 연구소 | 실버인지프로그램 개발팀
펴낸이 박인연
편　집 박인연
디자인 이미영
삽　화 김순애
마케팅 강동균
펴낸곳 모든북스 등록번호 2020년 9월 18일(제 2020-000195호)
주　소 경기도 고양시 일산동구 숲속마을 1로 55
이메일 modenbooks@naver.com
전　화 010-4587-5410
ISBN 979-11-986776-0-0
※ 잘못된 책은 구입한 곳에서 바꿔드립니다. 책값은 뒤표지에 있습니다.
※ 이 책은 무단복제를 금합니다.

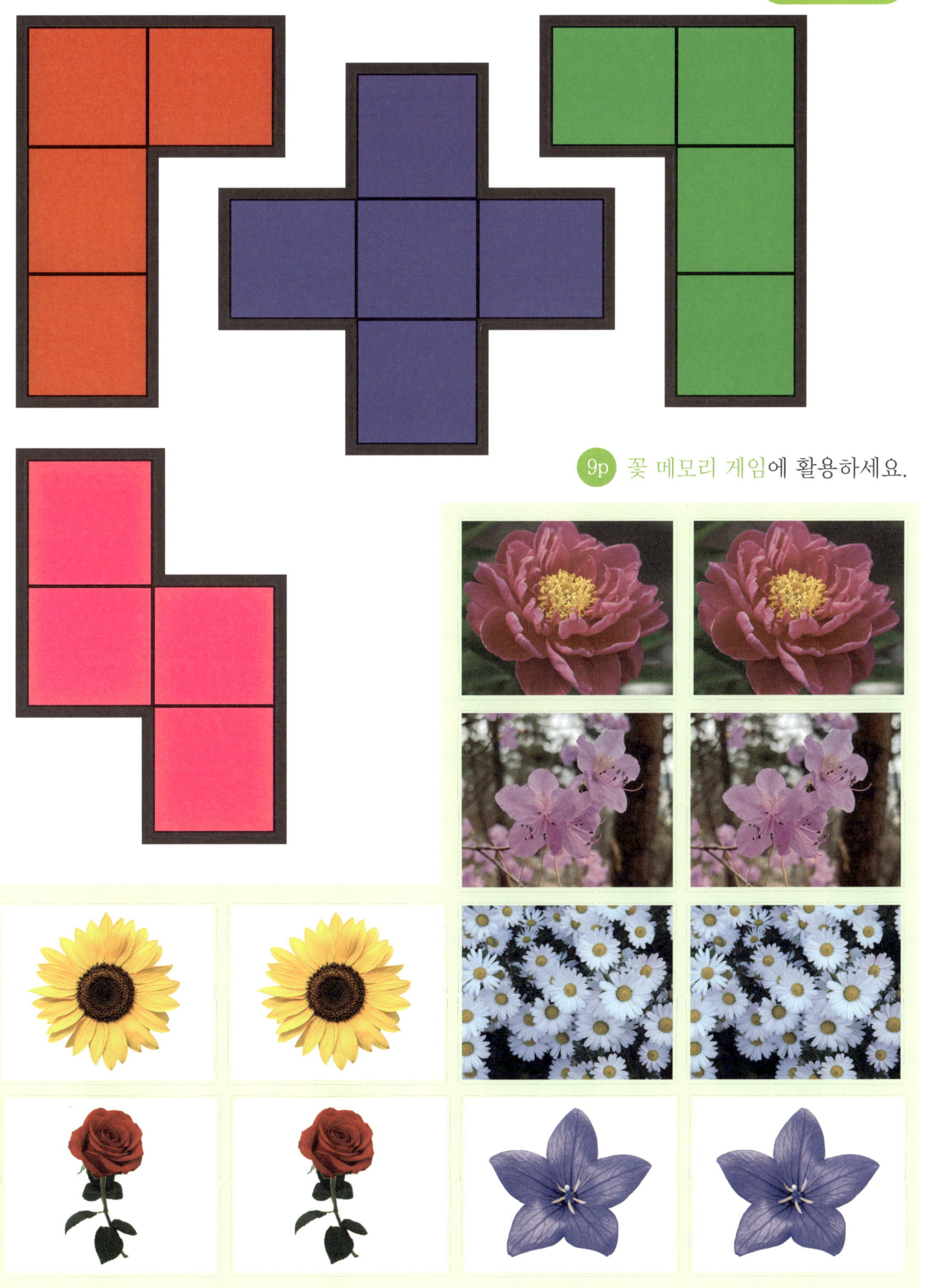

4p 조각 퍼즐 맞추기에 활용하세요.

부록

9p 꽃 메모리 게임에 활용하세요.

부록

36p 자리 찾기 게임에 활용하세요.

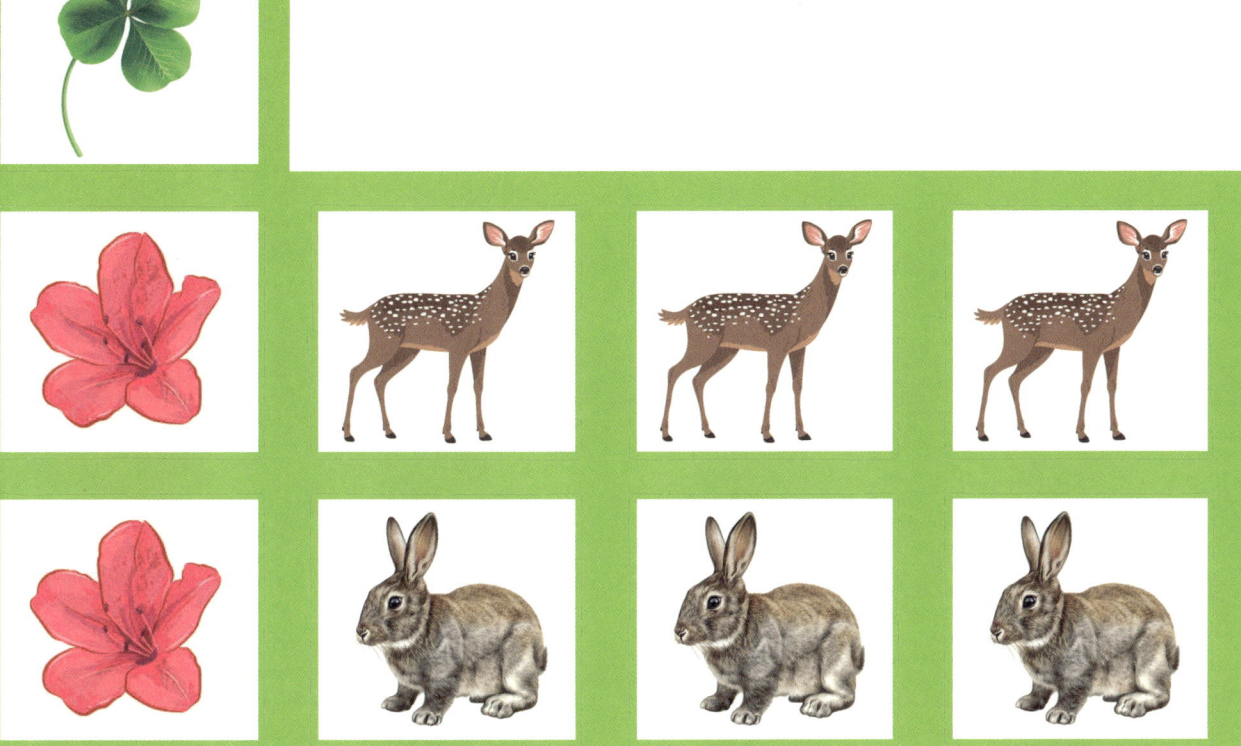

40p 칠교 구성하기에 활용하세요.

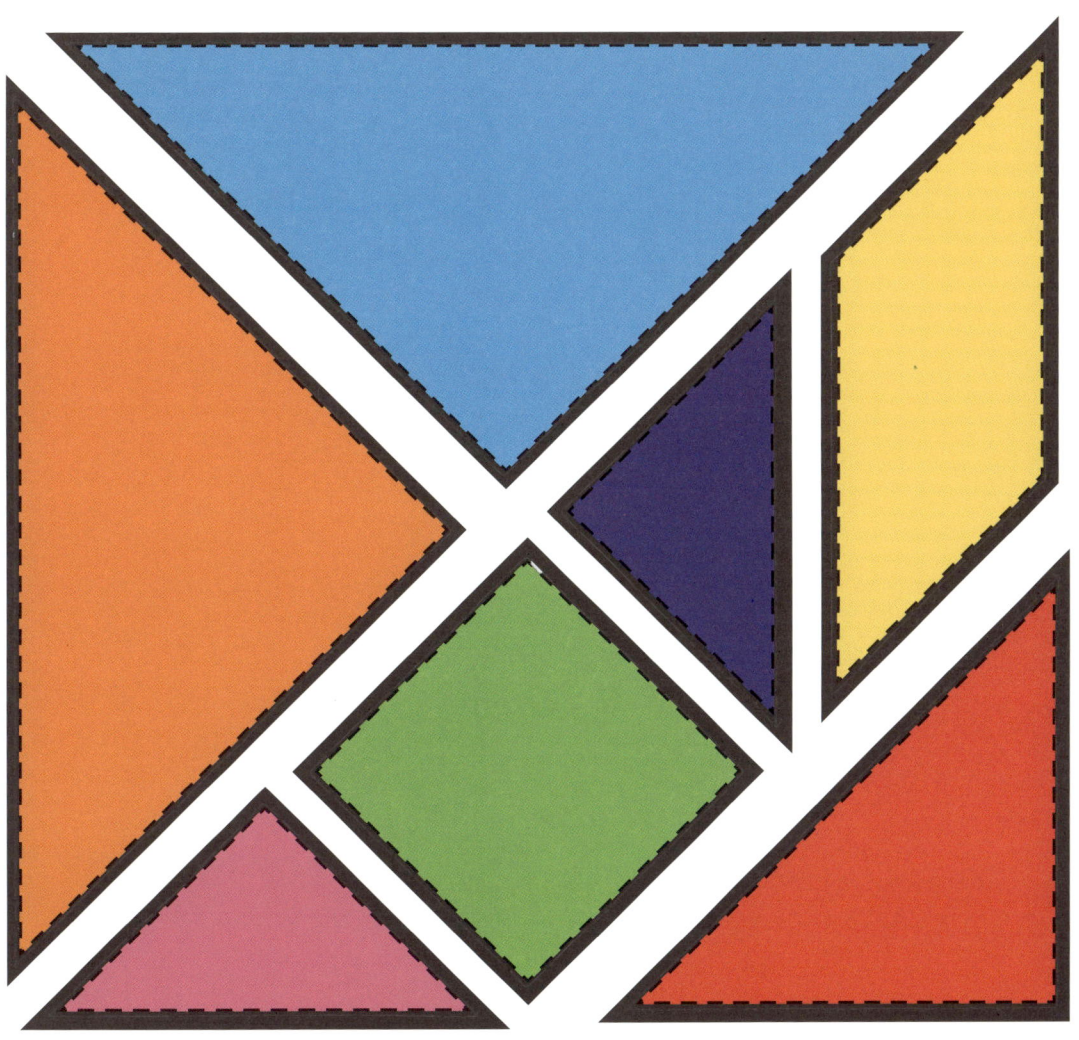